LE DIAGNOSTIC ... DE MÉDECINE HUMAINE
ET DE MÉDECINE VÉTÉRINAIRE

PAR

LE DOCTEUR THOMAS (DE TOURS)

Chevalier de la Légion d'honneur,
Ex-professeur d'anatomie à l'École de médecine de Tours,
Chirurgien en chef de l'hôpital général, Professeur de clinique externe,
Ancien interne des hôpitaux de Paris, Membre de la Société anatomique,
Membre et plusieurs fois Président de la Société médicale
d'Indre-et-Loire, etc., etc., etc.

ATLAS DE 12 PLANCHES

renfermant 80 figures exécutées par M. LACKERBAUER, artiste dessinateur

PARIS

ADRIEN DELAHAYE, LIBRAIRE-ÉDITEUR

PLACE DE L'ÉCOLE DE MÉDECINE

1865

4' Ta 19 4

$Ta \frac{19}{4}$

ÉLÉMENTS

D'OSTÉOLOGIE

DESCRIPTIVE ET COMPARÉE

DE L'HOMME ET DES ANIMAUX DOMESTIQUES

ATLAS

PARIS. — IMPRIMERIE DE E. MARTINET, RUE MIGNON, 2.

ÉLÉMENTS
D'OSTÉOLOGIE
DESCRIPTIVE ET COMPARÉE
DE L'HOMME ET DES ANIMAUX DOMESTIQUES

A L'USAGE

DES ÉTUDIANTS DES ÉCOLES DE MÉDECINE HUMAINE
ET DE MÉDECINE VÉTÉRINAIRE

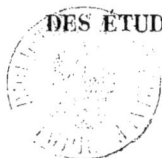

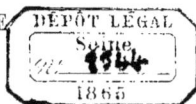

PAR

LE DOCTEUR THOMAS (DE TOURS)

Chevalier de la Légion d'honneur,
Ex-professeur d'anatomie à l'École de médecine de Tours,
Chirurgien en chef de l'hôpital général, Professeur de clinique externe,
Ancien interne des hôpitaux de Paris, Membre de la Société anatomique,
Membre et plusieurs fois Président de la Société médicale
d'Indre-et-Loire, etc., etc., etc.

ATLAS DE 12 PLANCHES
renfermant 89 figures exécutées par M. LACKERBAUER, artiste dessinateur.

PARIS
ADRIEN DELAHAYE, LIBRAIRE-ÉDITEUR
PLACE DE L'ÉCOLE DE MÉDECINE

1865

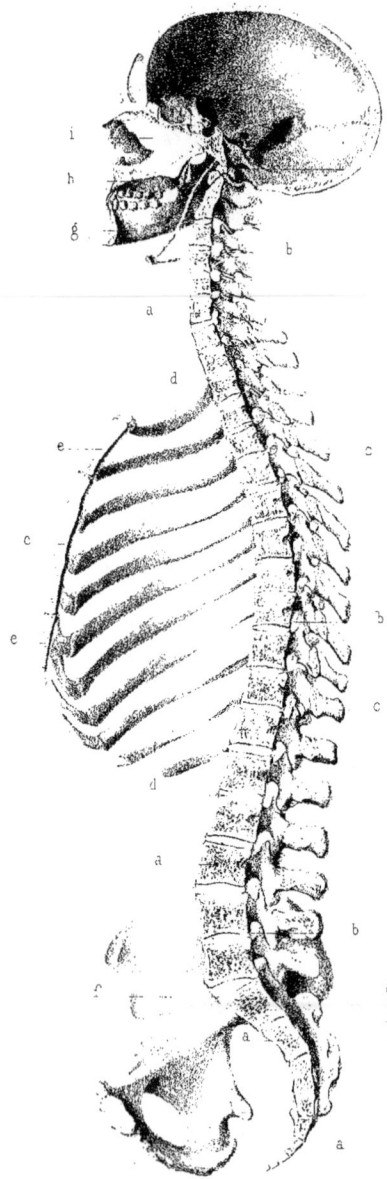

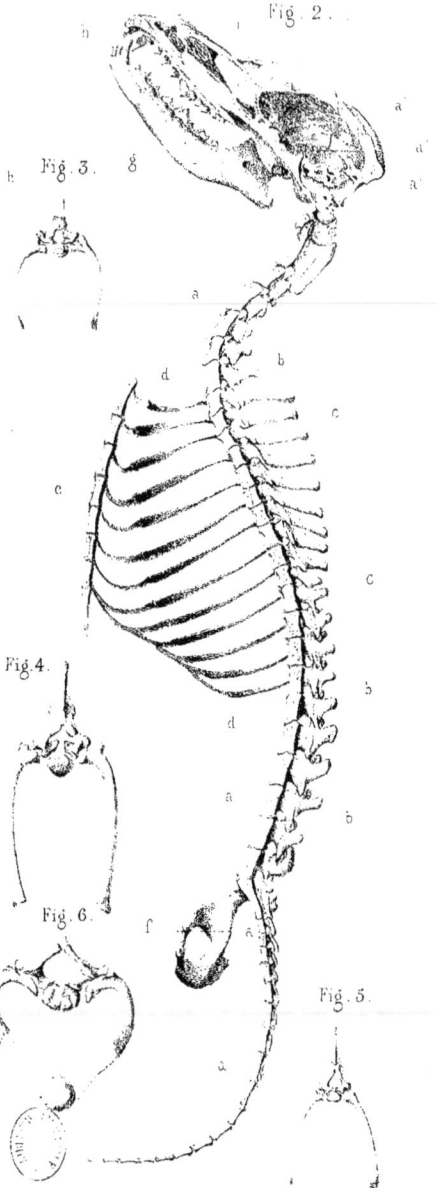

Fig. 1.

Fig. 2.

Fig. 3.

Fig. 4.

Fig. 6.

Fig. 5.

P.Lackerbauer ad nat.del.t et lith.

Imp. Becquet à Paris.

Publié par Adrien Delahaye à Paris.

EXPLICATION DES PLANCHES.

PLANCHE I.

(PAGE 7.)

FIG. 1. — La moitié droite du tronc de l'homme. Coupe destinée à la démonstration du canal céphalo-rachidien et du canal ventral.

aaaa. La suite des corps vertébraux rachidiens qui forment la plus grande partie de l'axe osseux céphalo-rachidien. *a'*, le corps de l'occipital ; *a''*, le corps du sphénoïde et le sinus sphénoïdal ; *a'''*, le corps de l'ethmoïde ; ces trois corps vertébraux complètent l'axe osseux. Derrière cet axe, on voit la cavité du crâne et le canal rachidien qui constituent le canal céphalo-rachidien.

bbb. Les trous de conjugaison.

cc. Les apophyses épineuses.

Devant l'axe osseux céphalo-rachidien, le canal ventral. *dd*, les côtes ; *eee.* les trois pièces du sternum.

f. Le coxal.

g. Maxillaire inférieur ; *h*, maxillaire supérieur ; *i*, lame perpendiculaire de l'ethmoïde, et au-dessous, le vomer, qui forment la partie osseuse de la cloison des fosses nasales. On voit les cavités nasale et buccale superposées et séparées l'une de l'autre par la voûte du palais, p. 215.

FIG. 2. — La moitié droite du tronc du chien.

aaaa. La suite des corps vertébraux rachidiens qui font partie de l'axe osseux céphalo-rachidien. *a'*, le corps de l'occipital ; *a''*, le corps des deux sphénoïdes ; *a'''*, le corps de l'ethmoïde ; ces corps vertébraux forment l'extrémité antérieure de l'axe osseux. Au-dessus de cet axe, le canal céphalo-rachidien ; *bbb*, les trous de conjugaison ; *cc*, les apophyses épineuses. Au-dessous de l'axe osseux,

le canal ventral ; *dd*, les côtes ; *e*, le sternum et ses huit pièces distinctes ; *f*, le coxal ; *g*, maxillaire inférieur ; *h*, maxillaire supérieur ; *i*, lame perpendiculaire de l'ethmoïde et au-dessous le vomer.

FIG. 3. — Vertèbre thoracique et ses deux côtes (chien d'un mois environ). Les deux moitiés d'arc ne sont pas tout à fait soudées ensemble ; l'apophyse épineuse est presque entièrement à l'état cartilagineux. La tête des pédicules étant encore en partie cartilagineuse, on ne voit pas bien toute l'étendue de leurs articulations avec le corps vertébral et la tête de la côte.

FIG. 4. — Vertèbre thoracique et ses deux côtes (fœtus de brebis à terme). Les deux moitiés d'arc sont soudées ensemble, et l'apophyse épineuse a déjà acquis une longueur considérable. Les articulations des pédicules avec le corps vertébral et avec les côtes sont encore à l'état cartilagineux.

FIG. 5. — Vertèbre thoracique d'un fœtus de brebis avant terme. L'apophyse épineuse est à l'état osseux, mais elle forme une pièce distincte de l'arc. Les deux moitiés d'arc ne sont pas encore soudées.

FIG. 6. — Première vertèbre thoracique, les deux premières côtes et la pièce supérieure du sternum sur un enfant qui a vécu quelques jours. Les deux moitiés d'arc ne sont pas soudées ; l'apophyse épineuse est à l'état cartilagineux. Cette figure est propre à donner une idée exacte des deux canaux qui sont situés, l'un devant et l'autre derrière l'axe osseux du tronc.

Pl. 13.

Fig. 3.

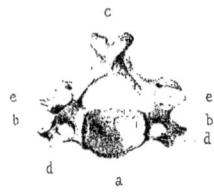

Fig. 1.

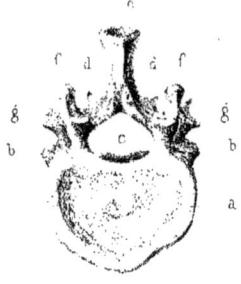

Fig. 2.

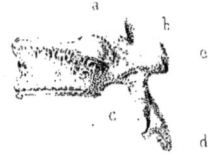

Fig. 4.

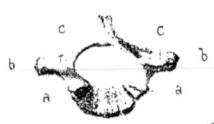

Fig. 6.

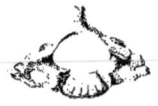

Fig. 5.

Fig. 15.

Fig. 16.

Fig. 9.

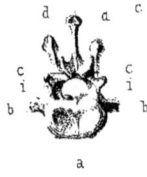

Fig. 8.

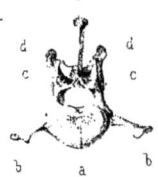

Fig. 7.

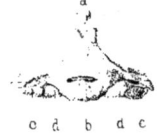

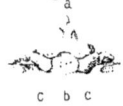

Fig. 11.

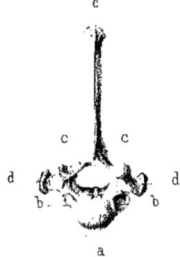

Fig. 10.

Fig. 12.

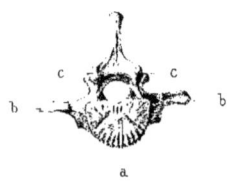

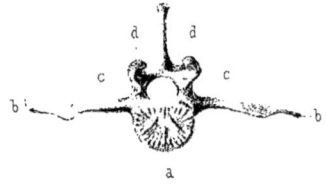

Fig. 13.

Fig. 14.

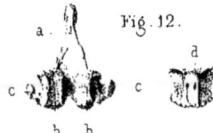

1 2 3 4 5 6 7 8 9

a a a a a a a a a a a a a

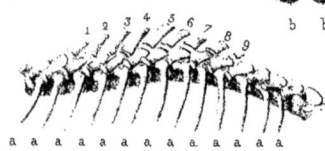

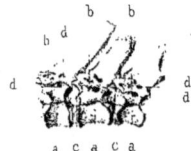

a c a c a

P. Lackerbauer ad nat del.t et lith.

Imp Becquet à Paris

Publié par Adrien Delahaye à Paris.

PLANCHE II.

(PAGE 9.)

FIG. 1. — Douzième vertèbre thoracique de l'homme, vue par sa face supérieure. Le corps présente en avant, sur son côté gauche et près de la ligne médiane, une échancrure ou dépression qui fait partie du sillon qui loge l'aorte. On voit, à la face supérieure du corps, la portion périphérique saillante *a*, qui donne insertion au tissu fibreux du ligament intervertébral et la partie centrale déprimée qui est en rapport avec la substance molle de ce même ligament.

bb. Surfaces qui s'articulent avec la tête des douzièmes côtes ; sur ce sujet elles sont plus saillantes que d'ordinaire.

c. Apophyses articulaires supérieures.

dd. Apophyses articulaires inférieures.

e. Apophyse épineuse.

ff. Tubercules apophysaires, les analogues des lombaires. Ce sont les apophyses transverses qui commencent la série des apophyses transverses lombaires.

gg. Ces deux tubercules de chaque côté représentent les apophyses transverses thoraciques dont ils terminent la série. Comme on le voit, la douzième vertèbre thoracique porte de chaque côté deux apophyses transverses : l'une *f*, l'analogue des apophyses transverses lombaires ; l'autre, bifide, *g*, répond aux apophyses transverses thoraciques.

FIG. 2. — Onzième vertèbre thoracique d'un garçon de quinze ans, vue du côté gauche.

a. Surface articulaire costale située sur le pédicule de l'arc. On voit les lames épiphysaires des faces supérieure et inférieure du corps.

b. Apophyse articulaire supérieure.

c. Apophyse articulaire inférieure.

d. Apophyse épineuse encore peu développée.

e. Apophyse transverse qui présente le caractère des thoraciques ; à son sommet, le petit noyau épiphysaire.

FIG. 3. — Vertèbre cervicale de l'homme.

a. Face supérieure du corps, limitée de chaque côté par une lame saillante verticale.

bb. Pédicules de l'arc, implantés sur les faces latérales du corps et non sur la face postérieure, comme à la fig. 1.

c. Apophyse épineuse bifide.

dd. Apophyses costo-transverses, percées à leur base du trou trachélien.

ee. Apophyses articulaires supérieures.

FIG. 4. — Première vertèbre thoracique d'un jeune enfant. L'apophyse épineuse, encore peu développée, porte la trace de l'union des deux moitiés de l'arc. Le corps, échancré sur les côtés et en arrière, est complété par la tête des pédicules. Les pédicules sont saillants sur la face supérieure du corps comme aux vertèbres cervicales. On voit à la face externe de la tête de chaque pédicule, *aa*, la surface qui s'articule avec la tête de la côte.

Du sommet de l'angle formé par le pédicule et la lame sort l'apophyse transverse *bb* qui est très-longue. A l'union de l'apophyse transverse avec le pédicule et la lame, l'apophyse articulaire supérieure *cc*.

FIG. 5. — Septième vertèbre cervicale d'un enfant naissant. L'apophyse costiforme de chaque côté *aa*, s'est développée par un point d'ossification particulier ; c'est véritablement une côte rudimentaire.

FIG. 6. — Septième vertèbre cervicale d'un enfant de trois ans. La côte rudimentaire est encore distincte. La tête des pédicules est saillante sur la face supérieure du corps pour former les lames perpendiculaires latérales.

FIG. 7. — Face antérieure de la première vertèbre thoracique du chien.

a. Face antérieure légèrement convexe du corps.

bb. De chaque côté du corps, une facette concave, creusée sur la tête du pédicule, pour l'articulation de la première côte.

cc. Apophyses articulaires antérieures.

dd. Apophyses transverses.

e. Apophyse épineuse.

FIG. 8. — Face antérieure de la première vertèbre lombaire du chien.

a. Face antérieure du corps, légèrement excavée.

bb. Apophyses costiformes.

cc. Facettes articulaires antérieures concaves, situées à la face interne des apophyses transverses qui leur sont accolées.

dd. Sommet des apophyses transverses ; ces dernières sont verticales comme l'apophyse épineuse *e*.

FIG. 9. — Treizième et dernière vertèbre thoracique du chien.

a. Face postérieure du corps.

bb. Apophyses transverses proprement dites.

cc. Apophyses articulaires.

ii. Apophyses pointues qui naissent du bord postérieur de l'arc et se dirigent d'avant en arrière. La
base des apophyses articulaires antérieures de la
première vertèbre lombaire est reçue et serrée
étroitement entre l'apophyse pointue et l'apophyse
articulaire correspondante de la treizième vertèbre
thoracique.

e. Apophyse épineuse.

dd. Apophyses transverses qui naissent des apophyses articulaires. De sorte que cette treizième
vertèbre thoracique a deux apophyses transverses
de chaque côté : 1° celle qui est en rapport avec
la côte et qui termine la série des apophyses transverses proprement dites ; 2° celle qui naît de
l'apophyse articulaire antérieure. Cette dernière
apophyse transverse et les analogues qui existent aussi sur les onzième et douzième vertèbres
thoraciques commencent la série des apophyses
transverses lombaires.

Fig. 10. — Face antérieure de la première vertèbre
lombaire d'un jeune mouton.

a. L'épiphyse antérieure du corps est détachée. On
voit les deux lignes obliques qui indiquent l'union
des pédicules avec le corps vertébral.

bb. Apophyses costiformes.

cc. Facettes articulaires antérieures.

dd. Sommet des apophyses transverses qui sont
recourbées de dehors en dedans, de manière à
augmenter la concavité des facettes articulaires
antérieures.

Fig. 11. — Treizième ou dernière vertèbre thoracique
d'un jeune mouton, vue par sa face postérieure.

a. Face postérieure du corps privée de son épiphyse.
On voit les deux lignes obliques, traces de l'union
de la tête des pédicules avec le corps.

bb. Apophyses transverses proprement dites.

cc. Apophyses articulaires postérieures saillantes qui
sont reçues dans les cavités articulaires *cc* de
la première lombaire, fig. 10.

Fig. 12. — Face inférieure d'une des dernières vertèbres thoraciques d'un agneau.

a. Face inférieure de l'apophyse épineuse ; à son
union avec la lame, on voit les deux petites
facettes articulaires postérieures.

bb. Têtes des pédicules et leur surface qui joint le
corps vertébral.

cc. Apophyses transverses.

d. Le corps vertébral ; sa face intra-rachidienne et de
chaque côté de la ligne médiane, l'orifice du canal
veineux ; les surfaces latérales qui s'articulent
avec la tête des pédicules.

Fig. 13. — Région thoracique d'un fœtus de brebis de
deux à trois mois.

1, 2, 3, 4, 5, 6, 7, 8, 9. Les apophyses épineuses
des neuf premières vertèbres thoraciques se déve-
loppent chacune par un point d'ossification qui
reste à l'état de pièce distincte pendant un cer-
tain temps de la vie fœtale. Leur soudure avec
les lames est toujours effectuée à l'époque de la
naissance.

De *a* à *a*, portion dorsale des côtes.

Fig. 14. — Trois vertèbres de l'extrémité postérieure
de la région thoracique d'un jeune cochon.

aaa. Les trois corps vertébraux. Au-dessus de
chaque corps, la tête du pédicule de l'arc. Chaque
tête de pédicule présente en avant et en arrière
une facette concave qui s'articule avec la tête de
la côte. Au-dessus de chaque tête de pédicule,
l'apophyse transverse dont l'épiphyse est détachée.
Ces trois vertèbres réunies forment deux trous de
conjugaison proprement dits *cc*.

En outre, à l'intérieur du canal rachidien, dans
l'angle formé par le pédicule et la lame, l'arc est
percé d'un trou qui a deux ouvertures à l'extérieur, l'une au-dessus, l'autre au-dessous de
l'apophyse transverse *dddd* : ce sont des trous de
conjugaison accessoires.

Fig. 15. — Axis ou deuxième vertèbre cervicale d'un
enfant de trois ans huit mois.

a. Épiphyse du sommet du corps odontoïdien.

b. Intervalle qui existe encore entre le corps de
l'axis et l'odontoïde, et dans lequel on voit une
lame épiphysaire.

cc. Surfaces des apophyses articulaires inférieures.

Fig. 16. — Axis d'un enfant de deux ans dix mois.

a. Épiphyse du sommet de l'odontoïde.

b. Lame cartilagineuse intermédiaire au corps de
l'odontoïde et au corps de l'axis.

cc. Deux pièces distinctes, situées en avant, à
l'union du pédicule de l'arc et des deux corps
vertébraux. Ces pièces s'articulent, en dehors
avec l'apophyse costiforme, en dedans avec le
corps de l'axis, et en haut avec l'odontoïde.

Fig. 1.

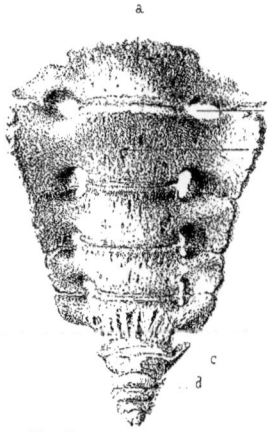

Fig. 2.

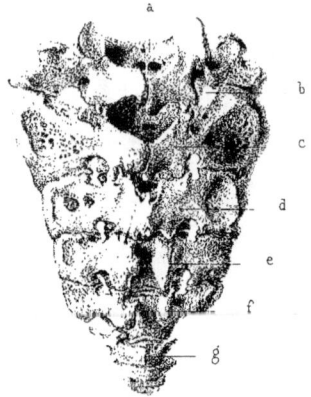

Fig. 4.

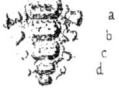

Fig. 7.

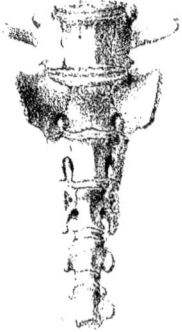

Fig. 8.

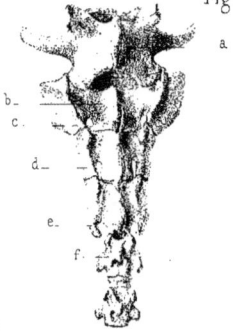

Fig. 3.

Fig. 5.

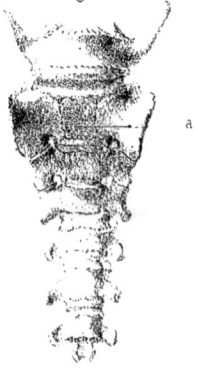

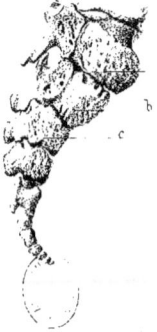

Fig. 6.

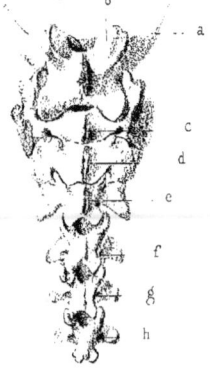

P. Lackerbauer ad nat del¹ et lith.

Imp. Becquet à Paris

Publié par Adrien Delahaye à Paris

PLANCHE III.

(PAGE 45.)

FIG. 1. — Sacrum et coccyx d'un jeune homme de quinze ans. Face antérieure.

a. Cinquième vertèbre lombaire. Les apophyses costiformes, très-développées, sont articulées avec les masses latérales de la première vertèbre sacrée. Les trous de conjugaison lombo-sacrés sont divisés en deux.

b. Trou lombo-sacré antérieur. Cette disposition anormale se rencontre assez fréquemment.

De c à c les cinq corps vertébraux sacrés, entre lesquels on distingue les deux lames épiphysaires.

Sur le côté gauche du cinquième corps sacré, l'apophyse transverse va à la rencontre de celle de la quatrième vertèbre ; le quatrième trou sacré n'est pas encore fermé complétement. Au-dessus les apophyses costo-transverses sont articulées entre elles. Les trois trous sacrés supérieurs complétement fermés, sont limités en dedans par les articulations des corps vertébraux, et en dehors par les articulations des apophyses costo-transverses.

a. Première pièce du coccyx, et au-dessous les trois qui terminent la région coccygienne. La quatrième pièce est formée de deux points osseux latéraux.

FIG. 2. — Face postérieure du même os.

a. Cinquième vertèbre lombaire. b, trou lombo-sacré postérieur, limité en dedans par l'articulation de l'arc de la cinquième vertèbre lombaire avec celui de la première sacrée, et en dehors comme le trou lombo-sacré antérieur. Les apophyses articulaires de la cinquième vertèbre lombaire, moins développées que dans l'état normal, ressemblent à celles des vertèbres sacrées ; ce qui prouve que sur ce sujet la cinquième vertèbre lombaire faisait partie du sacrum avec lequel elle était sur le point de se souder. Les deux lames de cette vertèbre ne sont pas encore soudées ensemble.

c. Première vertèbre sacrée : les deux lames sont encore distinctes.

d. Deuxième vertèbre sacrée : les deux lames sont soudées.

e, f. Troisième et quatrième vertèbres sacrées : sur chacune les lames sont à une grande distance l'une de l'autre.

g. Cinquième vertèbre sacrée : il y a à peine un rudiment d'arc à droite ; à gauche, ni l'apophyse transverse, ni l'apophyse articulaire ne joignent celles de la quatrième vertèbre.

Les trois trous sacrés supérieurs sont limités en dedans par les articulations des arcs, et en dehors par les articulations des apophyses transverses. Sur la face postérieure des apophyses transverses des trois premières vertèbres sacrées, on voit les excavations qui forment la surface irrégulière à laquelle se fixe le ligament sacro-iliaque postérieur.

FIG. 3. — Le même sacrum vu de côté.

a, b, c. Faces latérales ou base des pièces costiformes. Ces faces latérales forment la surface auriculaire.

FIG. 4. — Sacrum d'un enfant qui a vécu quelques jours.

a, b, c. Les trois pièces costiformes à l'état osseux.

d. Apophyse transverse de la quatrième vertèbre sacrée.

FIG. 5. — Dernière vertèbre lombaire, sacrum et trois vertèbres coccygiennes d'un chien de cinq mois.

a. Première vertèbre sacrée ; on voit de chaque côté du corps la trace de l'union de la pièce costiforme. Les lames épiphysaires situées entre les corps vertébraux, très-apparentes, ne sont pas encore soudées. Celles qui sont situées entre les corps sacrés ont moins d'épaisseur que celles qui séparent les corps coccygiens. Les trous sacrés sont formés comme chez l'homme.

FIG. 6. — Face supérieure ou spinale de la même pièce.

a. Apophyse costiforme de la dernière vertèbre lombaire ; b, son apophyse articulaire antérieure.

c, d, e. Les trois vertèbres sacrées. Les lames sont soudées et les apophyses épineuses assez développées. Les deux trous sacrés sont formés comme chez l'homme.

FIG. 7. — Dernière vertèbre lombaire, sacrum et première vertèbre coccygienne d'un agneau de cinq mois.

FIG. 8. — Face supérieure ou spinale de la même pièce.

a. Dernière vertèbre lombaire.

b. Première vertèbre sacrée ; son apophyse transverse c joint l'apophyse transverse de la deuxième vertèbre sacrée pour former en dehors le premier trou sacré supérieur, comme sur l'homme et sur le chien.

d. L'apophyse transverse de la deuxième vertèbre

sacrée joint l'arc de cette vertèbre pour former le deuxième trou sacré supérieur, auquel la troisième vertèbre sacrée est étrangère.

e L'apophyse transverse de la troisième vertèbre sacrée ne joint pas encore l'arc de cette vertèbre pour circonscrire le troisième trou sacré supérieur.

f. La quatrième vertèbre sacrée présente plus de ressemblance avec la première coccygienne qu'avec les vertèbres de sa région.

Fig. 3.

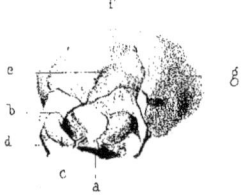

Fig. 4.

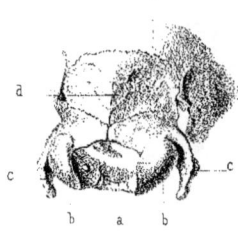

Fig. 1.

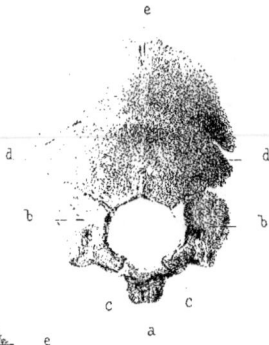

Fig. 5.

Fig. 2.

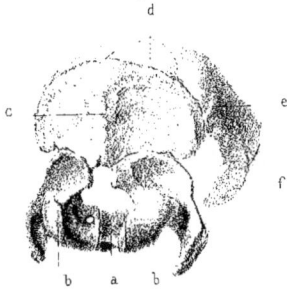

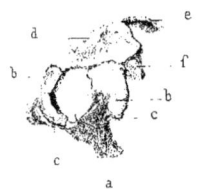

Fig. 6.

Fig. 7.

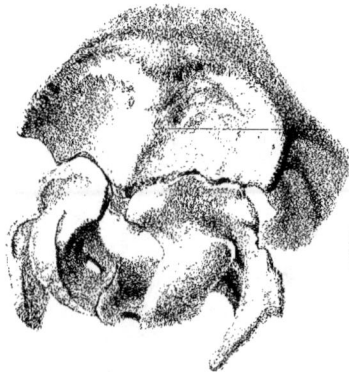

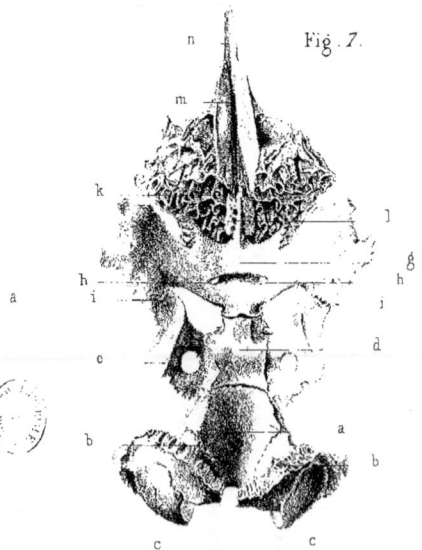

P. Lackerbauer ad nat del.t et lith

Imp. Becquet à Paris.

Publié par Adrien Delahaye à Paris.

PLANCHE IV.

(PAGE 57.)

Fig. 1. — Occipital d'un enfant naissant. Sa face postérieure.

a. Le corps ; bb, les deux moitiés d'arc ; leurs articulations avec le corps et l'écaille ; cc, les condyles ; les trous condyliens postérieurs. L'écaille : dd, les deux fentes latérales ; e, la fente médiane.

Fig. 2. — Occipital d'un chien d'un mois.

a. Le corps ; bb, les deux moitiés d'arc ; leurs articulations avec le corps et l'écaille.

cc. Les deux condyles.

d. L'écaille ; c, l'épine de l'occipital.

f. Partie de la tente osseuse du cervelet.

Fig. 3. — Occipital et pariétaux du mouton à l'époque de la naissance. Cette pièce est vue un peu de côté.

a. Corps de l'occipital ; b, moitié d'arc du côté gauche ; c, son condyle ; d, apophyse transverse. On voit les articulations des moitiés d'arc avec le corps et l'écaille.

e. L'écaille.

f. La petite pièce triangulaire qui forme le sommet de l'écaille et qui résulte de l'union des deux os interpariétaux.

g. Pariétal droit.

Fig. 4. — Occipital et pariétal d'un agneau de trois à quatre semaines.

a. Le corps de l'occipital. bb, les condyles ; cc, les apophyses transverses. Articulations des deux moitiés d'arc avec le corps et l'écaille ; à la partie supérieure du trou occipital, elles se joignent sur la ligne médiane.

d. L'écaille.

e. Le pariétal qui résulte de la soudure des deux pariétaux avec la pièce triangulaire que forment les interpariétaux.

Fig. 5. — Occipital, pariétaux et interpariétaux d'un fœtus de vache.

a. Le corps de l'occipital ; les deux moitiés d'arc ne se joignent pas encore à la partie supérieure du trou occipital.

bb. Les deux condyles ; en dehors les apophyses transverses. A la surface interne de la moitié d'arc gauche, près de son articulation avec le corps de l'occipital, on voit le trou condylien antérieur.

c. L'écaille de l'occipital.

d. Les interpariétaux.

e. Pariétal droit ; f, son angle antérieur.

Fig. 6. — La pièce précédente sur un veau de quatre semaines environ.

On voit en bas le corps de l'occipital, les deux moitiés d'arc, les condyles, les apophyses transverses et le trou condylien antérieur gauche.

Les deux moitiés d'arc ne sont encore soudées ni avec le corps de l'os, ni avec l'écaille.

a. L'écaille est soudée avec les deux pariétaux et les deux interpariétaux. Cette pièce résulte donc de l'union de cinq pièces primitives. Lorsque les deux moitiés d'arc seront soudées au corps et à l'écaille, l'os, que l'on peut appeler occipito-pariétal, qui forme la partie postérieure du crâne du bœuf, sera composé de huit pièces : deux pariétaux, deux interpariétaux, deux moitiés d'arc, le corps et l'écaille de l'occipital.

Fig. 7 (p. 138). — Base du crâne d'un jeune agneau.

a. Le corps de l'occipital ; bb, les deux moitiés d'arc qui ne sont pas soudées au corps ; cc, les condyles.

d. Sphénoïde postérieur ; le corps et ses deux ailes ou moitiés d'arc soudées ensemble.

e. Trou maxillaire inférieur.

A l'extrémité postérieure du corps sphénoïdal, la ligne transversale qui indique son articulation avec le corps de l'occipital ; à l'extrémité antérieure, son articulation avec le corps du sphénoïde antérieur.

g. Sphénoïde antérieur ; le corps et ses deux ailes ou moitiés d'arc. Le pédicule de chaque moitié d'arc est percé d'un trou de conjugaison, c'est le trou optique hh.

Les ailes du sphénoïde antérieur s'articulent en ii avec les ailes du sphénoïde postérieur pour fermer le trou de conjugaison inter-sphénoïdal qui, comme ceux du rachis, est limité, en dedans par l'articulation des deux corps vertébraux, et en dehors par l'articulation des deux arcs.

l. Le corps de l'ethmoïde, qui naît du sphénoïde antérieur et présente de chaque côté la rangée interne des trous de la lame criblée ; celle-ci, étant à l'état cartilagineux dans le reste de son étendue, a été détachée par la macération et laisse voir à nu les pédicules des nombreux cornets ethmoïdaux k.

m. Extrémité antérieure du grand cornet supérieur de l'ethmoïde.

n. Extrémité antérieure du vomer.

Pl. V.

Fig. 3.

Fig. 7.

Fig. 4.

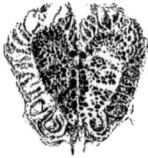

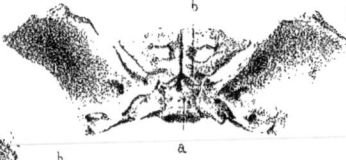

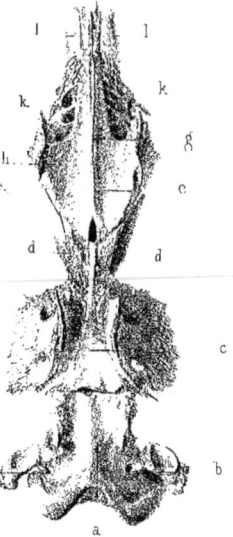

Fig. 2.

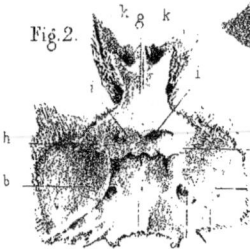

Fig. 8.

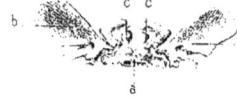

Fig. 1.

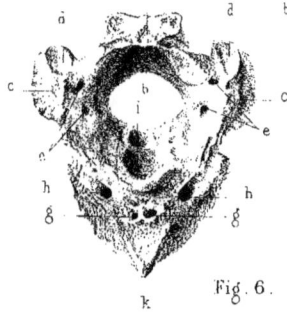

Fig. 5.

Fig. 6.

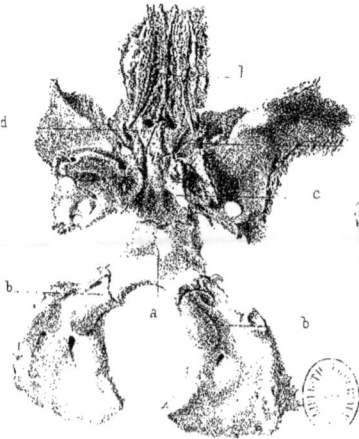

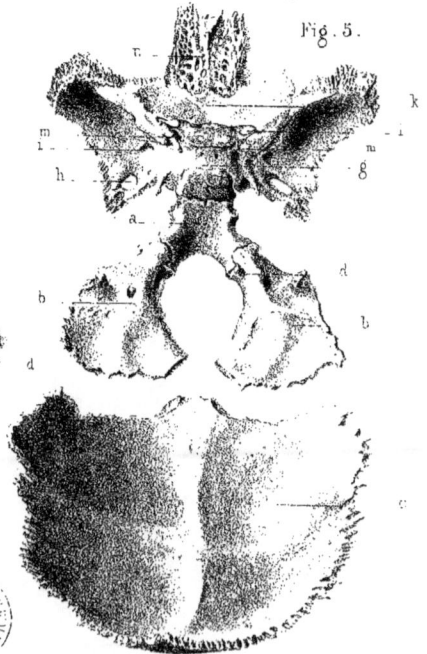

P. Lackerbauer ad nat. del.¹ et lith.   Imp. Becquet à Paris.

Publié par Adrien Delahaye à Paris.

PLANCHE V.

(PAGE 138.)

Fɪɢ. 1, 2, 3. — Base du crâne du chien. Surface intérieure.

Fɪɢ. 1. — Occipital. *a*, face antérieure du corps, qui s'articule avec la face postérieure du corps du sphénoïde postérieur ; *b*, fosse basilaire ; *cc*, apophyses transverses ; *dd*, facettes concaves qui s'articulent avec la partie postérieure de l'os du tympan ; *ee*, orifices de canaux veineux ; *gg*, trous qui conduisent dans les sinus latéraux ouverts en *hh* ; *i*, fossette cérébelleuse moyenne ; *k*, apophyse épineuse de l'occipital.

Fɪɢ. 2. — Sphénoïdes postérieur et antérieur articulés, p. 72.

a. Corps du sphénoïde postérieur ; *bb*, ses ailes ou moitiés d'arc ; *c*, trou rond ou maxillaire supérieur ; *d*, trou ovale ou maxillaire inférieur. Ce sont des trous de conjugaison accessoires ; les trous de conjugaison inter-sphénoïdaux sont cachés sur ce dessin par le sphénoïde antérieur.

g. Corps du sphénoïde antérieur ; *hh*, ses ailes ; *ii*, trous optiques ; *kk*, cornets du sphénoïde antérieur ou apophyses transverses de la vertèbre sphénoïdale antérieure. On voit, de chaque côté de l'extrémité antérieure du corps, leur cavité qui reçoit les cornets ethmoïdaux postérieurs et inférieurs.

Fɪɢ. 3. — Ethmoïde (p. 98). Sur la ligne médiane une tige osseuse très-mince ; c'est le corps. A son extrémité postérieure, deux petites cornes, qui s'articulent avec le sphénoïde antérieur ; à son extrémité antérieure, une fente qui reçoit les épines nasales des frontaux. De chaque côté du corps, la lame criblée et ses nombreux trous. A la circonférence externe de la lame criblée, des cellules ouvertes.

Fɪɢ. 4. — Surface extérieure ou inférieure des quatre os qui précèdent et du vomer qui cache la plus grande partie de l'ethmoïde.

a. Corps de l'occipital ; à son extrémité postérieure, l'orifice du trou occipital ; de chaque côté de ce trou, le condyle ou apophyse articulaire. Devant les condyles, et en dehors, les apophyses transverses et leur facette concave qui s'articule avec l'os du tympan. Devant les apophyses transverses, les côtés libres du corps de l'occipital et leur

THOMAS.

rebord saillant qui s'articule avec l'os du tympan. En dedans de l'apophyse transverse, l'orifice inférieur *bb*, du canal condylien antérieur ou trou de conjugaison accessoire de la vertèbre occipitale.

c. Corps du sphénoïde postérieur.

dd. Cornets du sphénoïde antérieur ; entre lesquels, sur la ligne médiane, le corps du sphénoïde antérieur.

e. Face inférieure du vomer ; ses ailes, très-larges, sont soudées en *h* avec la partie inférieure de l'os planum de l'ethmoïde. *g*, le corps du vomer qui s'articule avec la portion horizontale des palatins et des sus-maxillaires ; son extrémité postérieure, bifurquée, embrasse le corps du sphénoïde antérieur. On voit là, de chaque côté, l'articulation du vomer avec le cornet sphénoïdal. *i*, extrémité antérieure du vomer qui s'articule avec les branches horizontales des intermaxillaires ; *kk*, cellules ethmoïdales ; *ll*, extrémités antérieures des cornets ethmoïdaux supérieurs.

Fɪɢ. 5. — Surface intérieure de la base du crâne d'un très-jeune enfant.

a. Le corps de l'occipital. *bb*, les deux moitiés d'arc ; à l'union du pédicule de l'arc et du corps, on voit l'orifice interne du trou condylien antérieur, *d*. L'écaille de l'occipital *c*.

g. Corps du sphénoïde postérieur et ses ailes ou moitiés d'arc ; *h*, trou maxillaire inférieur ; *i*, trou maxillaire supérieur du côté gauche.

k. Sphénoïde antérieur et ses ailes. *l*, trou optique droit ; *mm*, trous de conjugaison inter-sphénoïdaux droit et gauche.

n. Ethmoïde.

Fɪɢ. 6. — Surface extérieure de la base du crâne sur la même pièce, moins l'écaille de l'occipital.

a. Corps de l'occipital ; *bb*, les moitiés d'arc et les condyles dont une petite portion appartient au corps de l'os.

c. Corps du sphénoïde postérieur, ses ailes et les apophyses ptérygoïdes.

dd. Corps du sphénoïde antérieur ; de chaque côté de sa crête, le cornet sphénoïdal, sous la forme d'une pyramide dont la base est en avant et le sommet en arrière.

l. Ethmoïde. Le corps sur la ligne médiane, et de

2

chaque côté la lame criblée ; plus en dehors les cornets ethmoïdaux.

Fig. 7 (p. 80). — Sphénoïdes d'un fœtus humain de huit mois environ. Surface intracrânienne.

a. Le corps du sphénoïde postérieur d'une seule pièce ; ses ailes et leurs trous maxillaires, supérieur et inférieur ; elles ne sont pas encore soudées au corps.

b. Sphénoïde antérieur. Il est divisé sur la ligne médiane en deux parties dont chacune comprend l'aile, la moitié du corps et le trou optique. Ces deux moitiés ne sont pas encore soudées au corps du sphénoïde postérieur.

Fig. 8. — Sphénoïde d'un fœtus humain de trois mois environ.

a. Les deux noyaux osseux du corps du sphénoïde postérieur soudés en partie.

bb. Les ailes du sphénoïde postérieur.

cc. Sphénoïde antérieur. On voit bien ses quatre points d'ossification : 1° les deux petits noyaux, un de chaque côté de la ligne médiane, qui forment le corps ; 2° les deux pièces coudées, situées en dehors des précédentes, auxquelles elles vont bientôt s'unir pour circonscrire le trou optique et former de chaque côté de la ligne médiane la pièce que l'on voit fig. 7.

Fig. 4.

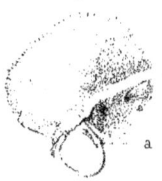

Fig. 3.

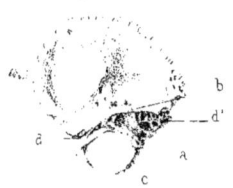

Fig. 1.

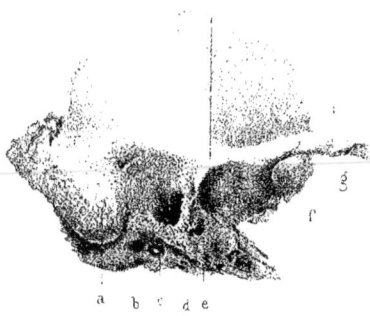

Fig. 5.

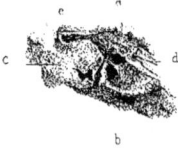

Fig. 10.

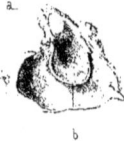

Fig. 2.

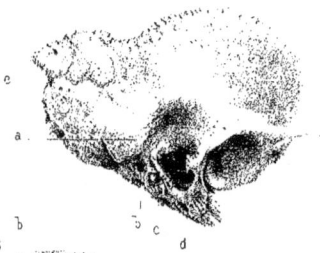

Fig. 7.

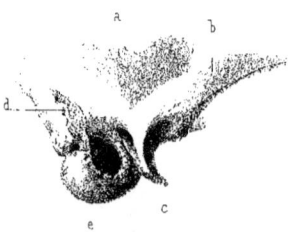

Fig. 8.

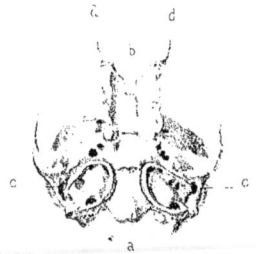

Fig. 6.

Fig. 11.

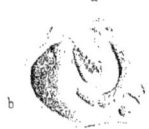

Fig. 9.

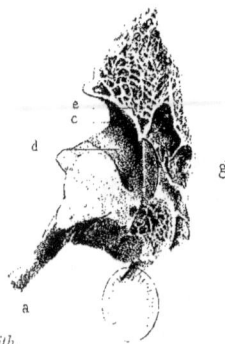

P. Lackerbauer ad nat del'et lith.

Imp. Becquet à Paris.

Publié par Adrien Delahaye à Paris

PLANCHE VI.

(PAGE 108.)

Fig. 1. — Temporal d'un enfant de six ans.
a. Apophyse mastoïde.
b. Trou stylo-mastoïdien.
c. Prolongement hyoïdien que l'on voit à l'orifice de son canal osseux.
d. Jetée osseuse qui s'étend de la partie antérieure à la partie postérieure du cadre du tympan, et forme plus de la moitié de l'orifice du conduit auriculaire externe.
e. Vide qui existe à peu près au centre de la lame quadrilatère du tympan.
f. Cavité glénoïde; g; le condyle.
h. Crochet glénoïdien.
i. Apophyse zygomatique.

Fig. 2. — Temporal d'un enfant de deux ans.
a. Apophyse mastoïde.
b. Trou stylo-mastoïdien.
c. Prolongement hyoïdien dans son trou très-évasé.
d. Jetée osseuse qui s'avance vers la partie postérieure du cadre du tympan pour former la portion inférieure de l'orifice auriculaire et la lame tympanale.
e. Sillon vasculaire.

Fig. 3, 4, 5. — Représentent l'écaille, le cadre et le corps du temporal d'un enfant naissant.

Fig. 3. — Face interne de l'écaille et du cadre; a, surface qui fait partie de l'arrière-cavité de la caisse du tympan; b, lèvre supérieure qui s'étend de d à d' et s'articule avec la lame pétrée supérieure.
De d' à c, la lèvre inférieure qui s'articule avec la portion mastoïdienne du corps de l'os.

Fig. 4. — Face externe de l'écaille et du cadre. Entre la partie antérieure du cadre et la partie correspondante du bord inférieur de l'écaille, existe en a un espace vide qui était occupé par l'extrémité antérieure de la lame pétrée supérieure, laquelle s'articule en haut avec le bord de l'écaille et en bas avec le cadre du tympan. Sur les jeunes enfants, on distingue facilement cette partie de la lame pétrée supérieure entre le cadre et l'écaille.

Fig. 5. — Corps du temporal. a, lame pétrée supé-rieure qui s'étend de c à d; b, lame pétrée inférieure; c, portion mastoïdienne du corps de l'os.

Fig. 6. — Cavité du conduit auriculaire externe.
a. Partie supérieure de la chaîne hyoïdienne.
b. Coupe de l'écaille du temporal; au-dessous de l'écaille, tissu spongieux dont les cellules communiquent avec celles de l'apophyse mastoïde. c, orifice externe du conduit auriculaire; d, paroi inférieure convexe de ce conduit; e, sa paroi supérieure; g, concave portion de la membrane du tympan.

Fig. 7. — Temporal d'un jeune chien, vu par sa surface extérieure.
a. L'écaille; b, apophyse zygomatique; c, crochet glénoïdien; d, portion mastoïdienne; e, os tympanal; son articulation, en arrière, avec la portion mastoïdienne, en avant avec le crochet glénoïdien. Orifice externe du conduit auriculaire.

Fig. 8. — Base du crâne d'un chien naissant. Surface extérieure.
a. Corps de l'occipital; b, corps du sphénoïde antérieur; entre les deux, corps du sphénoïde postérieur; cc, les temporaux; le cadre du tympan est appliqué sur la face supérieure ou pétrée de la caisse, dans le plan de la base du crâne.
dd. Les cornets du sphénoïde antérieur.

Fig. 9. — Os tympanal du chien.
Une grande partie de la caisse a été retranchée afin de voir le cadre du tympan dont la lèvre interne fait saillie dans la cavité de la caisse.
a. Conduit auriculaire externe qui résulte de l'extension de la lèvre externe du cadre. b, ampoule osseuse qui forme la plus grande partie de la caisse. Elle procède de la lèvre externe du cadre comme le conduit auriculaire, avec lequel elle se continue à la surface extérieure de l'os tympanal.
Chez l'homme, l'os tympanal n'entre dans la formation de la caisse que par la lèvre interne du cadre qui se soude aux lames pétrées; ce sont ces dernières qui remplacent chez l'homme la grosse ampoule osseuse du chien.

Fig. 10. — La même partie sur un jeune chien.

Fɪɢ. 11. — L'os tympanal d'un jeune mouton.

On voit dans la cavité de la caisse la lèvre interne du cadre qui y fait saillie *b* comme sur le chien. La saillie du cadre dans la caisse établit la ligne de démarcation entre cette dernière et le conduit auriculaire. *a*, l'extrémité externe du conduit auriculaire forme un tube complet : sur cette pièce les deux lèvres se touchent seulement ; dans l'âge adulte, elles se soudent. Sur l'homme et sur le chien le conduit auriculaire reste ouvert à sa partie supérieure, où il est complété par le bord inférieur de l'écaille du temporal.

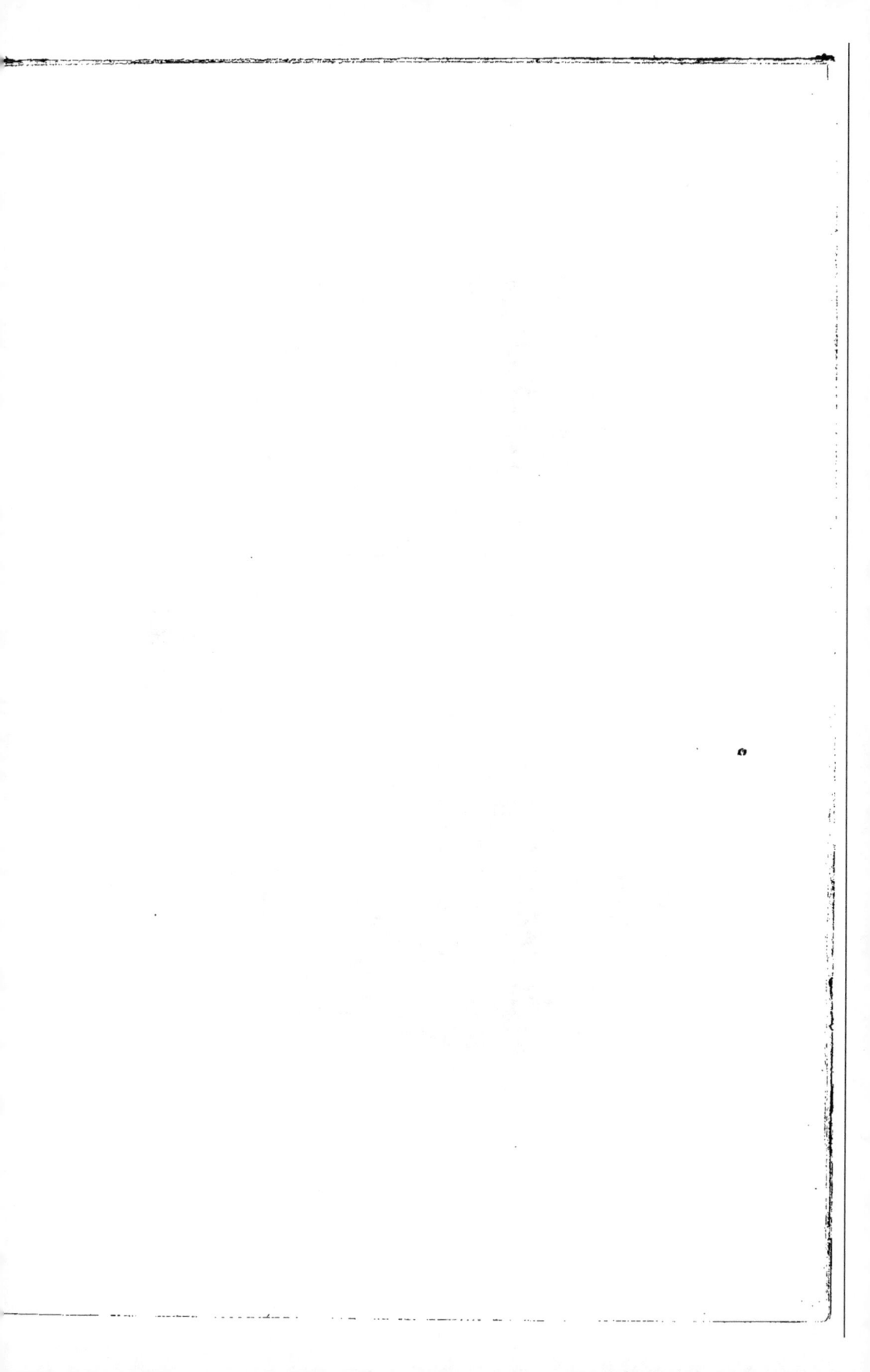

PL. VII.

Fig. 1.

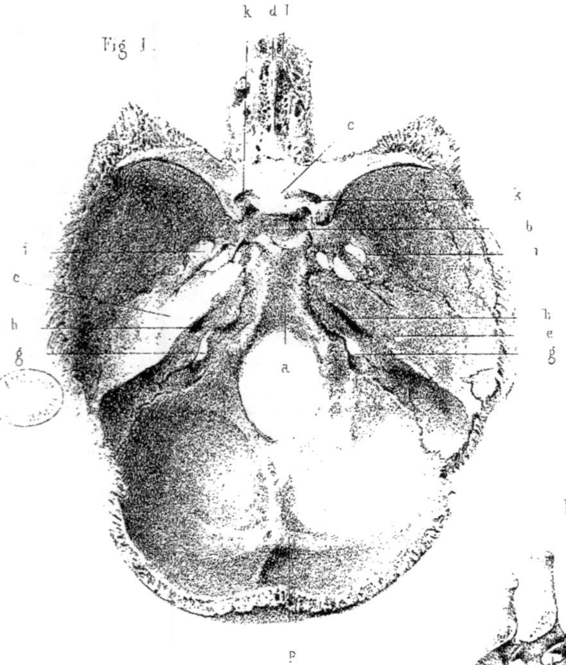

Fig. 2.

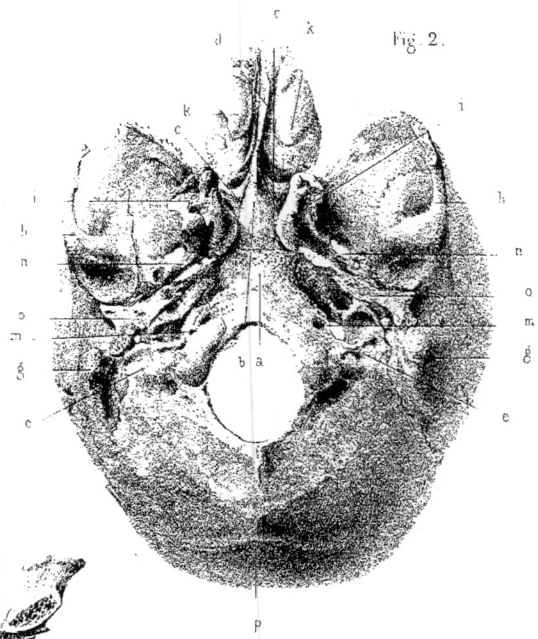

Fig. 3.

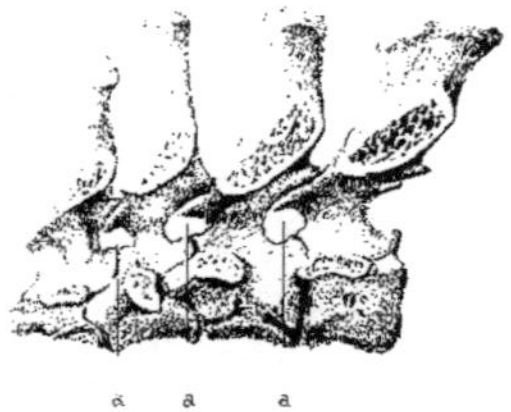

P. Lackerbauer ad nat del^t et lith

Imp. Becquet à Paris

Publié par Adrien Delahaye à Paris

PLANCHE VII.

(PAGE 134.)

Fig. 1. — Cette figure est destinée à montrer la surface intérieure de la base du crâne de l'homme et les limites qui la séparent de la voûte. Pour faire cette préparation, il suffit de désarticuler le frontal et les pariétaux.

On voit sur la ligne médiane la petite colonne formée par quatre corps vertébraux qui sont d'arrière en avant : *a*, l'occipital ; *b*, le sphénoïdal postérieur ; *c*, le sphénoïdal antérieur ; *d*, l'eth-moïdal. Cette colonne constitue la base du crâne proprement dite.

De chaque côté de l'extrémité postérieure de cette colonne, la base du crâne est élargie par les rochers *ee*, ou corps temporaux. En arrière, la base du crâne est limitée par le trou occipital.

Les limites latérales entre la base et la voûte sont marquées ici, comme au rachis, par des trous de conjugaison, qui sont : 1° *gg*, les trous déchirés postérieurs ; 2° les trous auditifs internes *hh* ; 3° les maxillaires inférieurs *ii*, derrière lesquels on voit le sphéno-épineux ; 4° la fente sphénoïdale qui ne se voit pas sur ce dessin ; 5° les trous op-tiques *kk* ; 6° les trous de la lame criblée *l*.

De chaque côté du corps du sphénoïde postérieur existe un trou qui est l'orifice interne du canal ca-rotidien. En dehors et un peu en arrière de ce trou on en voit un autre qui tient à ce que le sommet du rocher, dont l'ossification n'est pas achevée sur ce jeune sujet, ne joint pas l'aile du sphénoïde postérieur.

Fig. 3. — Cette pièce se compose des deux dernières vertèbres cervicales et des deux premières thora-ciques. Le côté gauche des arcs vertébraux a été retranché.

On voit l'intérieur du canal rachidien dont la base, formée pour les corps vertébraux, est limitée sur les côtés par les trous de conjugaison (*aaa*, ceux du côté droit), comme dans la cavité crâ-nienne.

Les pédicules et les lames forment la voûte dont le sommet porte les apophyses épineuses.

Fig. 2. — Surface extérieure de la base du crâne et des parties adjacentes.

Sur la ligne médiane, entre le trou occipital et l'extrémité antérieure de l'ethmoïde, les quatre corps vertébraux qui forment la base du crâne pro-prement dite : 1° *a*, le corps de l'occipital et la trace de sa soudure avec le corps du sphénoïde pos-térieur ; *b*, saillie ovalaire antéro-postérieure qui comprend les corps sphénoïdaux dont la fusion est complète. Cette saillie ou ampoule sphénoïdale résulte de la dilatation des sinus sphénoïdaux ; de chaque côté de son extrémité antérieure existe le cornet sphénoïdal *cc*, qui tient à l'ethmoïde et n'est pas encore soudé avec le sphénoïde. Ces cornets ont la forme d'une pyramide triangulaire dont la base est en avant et le sommet en arrière.

Devant le corps des sphénoïdes, le corps *d* de l'ethmoïde, ou plutôt le bord inférieur de la lame perpendiculaire qui descend du corps de l'eth-moïde.

La base du crâne est limitée de chaque côté par les apophyses transverses, qui sont : 1° les apo-physes transverses de la vertèbre occipital *ee*, situées entre le condyle ou apophyse articulaire et l'apophyse mastoïde *gg* ; 2° les apophyses zygo-matiques *hh* ou transverses de la vertèbre tempo-rale ; 3° les apophyses ptérygoïdes *ii* ou transver-ses de la vertèbre sphénoïdale postérieure ; 4° les cornets sphénoïdaux *cc* ou apophyses transverses de la vertèbre sphénoïdale antérieure ; 5° les masses latérales de l'ethmoïde *kk* ou apophyses transver-ses de la vertèbre ethmoïdale.

Les trous de conjugaison sont d'arrière en avant : 1° les trous condyliens antérieurs *mm* ; 2° les trous déchirés postérieurs que l'on voit en dehors des condyliens antérieurs ; 3° les trous stylo-mas-toïdiens situés derrière le prolongement hyoïdien correspondant : ce dernier, très-apparent, est sur le trajet de la ligne *m* ; 4° les trous maxillaires in-férieurs *nn* ; les maxillaires supérieurs ne se voient pas ; 5° les trous de conjugaison inter-sphénoïdaux ne se voient pas ; 6° les trous de la lame criblée.

On voit sur cette figure, en dedans des trous maxillaires inférieurs *nn*, une grande fente oblique dont l'existence tient à ce que la paroi inférieure du canal carotidien n'est pas complétement ossifiée : nous en avons parlé à la surface interne du crâne.

oo. Lames quadrilatères du tympan. Elles ne sont pas encore complétement ossifiées ; on voit à leur partie moyenne de petits espaces vides qui communiquent avec le conduit auriculaire.

Surface extérieure de l'écaille de l'occipital ; p, protubérance occipitale externe encore peu développée ; de chaque côté, la ligne courbe supérieure. De la protubérance part la crête occipitale externe qui se termine à l'extrémité postérieure du trou occipital. De la partie moyenne de cette crête part de chaque côté la ligne courbe inférieure.

Surface intérieure de l'écaille de l'occipital. Fig. 4. p, protubérance occipitale interne ; au-dessus une gouttière, terminaison de la gouttière sagittale. De chaque côté de cette gouttière, la fosse occipitale supérieure ou cérébrale. De la protubérance occipitale interne part la crête occipitale interne qui se termine au trou occipital. De chaque côté de la crête occipitale interne, la fosse occipitale inférieure ou cérébelleuse.

Fig. 1.

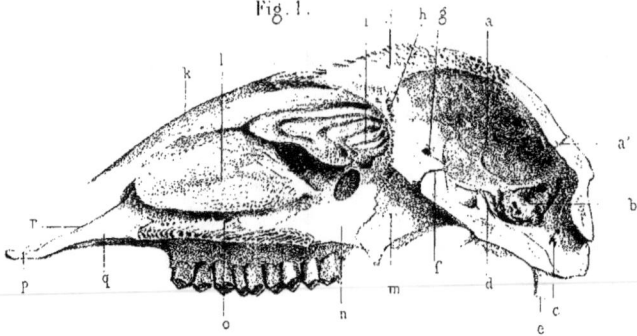

Fig. 2.

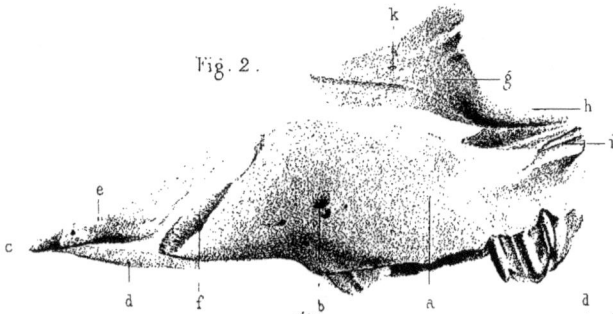

Fig. 3.

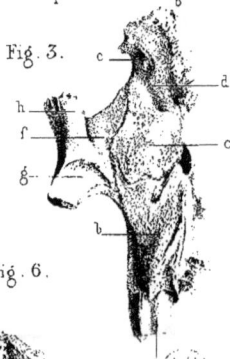

Fig. 4.

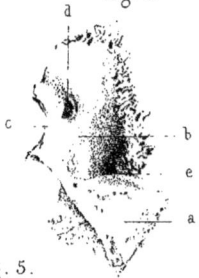

Fig. 6.

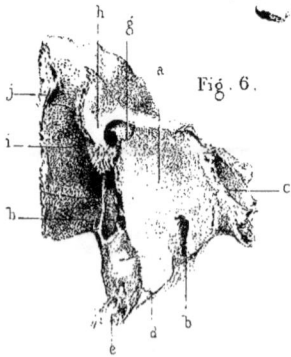

Fig. 5.

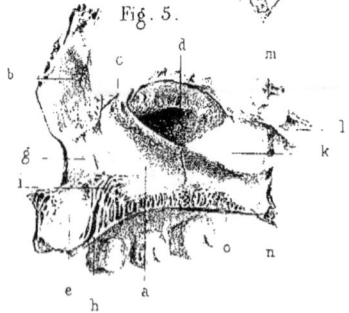

P. Lackerbauer ad nat del¹ et lith.   Imp. Becquet à Paris.

Publié par Adrien Delahaye à Paris.

PLANCHE VIII.

(PAGE 152.)

Fig. 1. — Moitié droite de la tête du mouton.

a. Cavité crânienne : *a'*, articulation de l'occipital et du pariétal à la voûte ; *b*, temporal auditif ; *c*, trou condylien ; *d*, lame quadrilatère du sphénoïde postérieur ; *e*, apophyse transverse de la vertèbre occipitale ; *f*, articulation du corps du sphénoïde postérieur avec celui du sphénoïde antérieur. Le corps du sphénoïde postérieur et celui de l'occipital sont soudés ; *g*, trou optique ; *h*, corps de l'ethmoïde et quelques trous de la lame criblée ; *i*, rangée interne des cornets ethmoïdaux ; *j*, frontal ; *k*, nasal ; *l*, cornet maxillaire : entre ce cornet et les ethmoïdaux, l'orifice du sinus maxillaire ; *m*, os ptérygoïde ; *n*, os palatin ; à sa partie supérieure, le trou sphéno-palatin.

o. Bord articulaire de la portion horizontale du maxillaire supérieur ; ce bord est continué en arrière par celui du palatin.

p. Os intermaxillaire ; *q*, sa branche horizontale ; *r*, sa branche montante.

Fig. 2. — Maxillaire supérieur, intermaxillaire et lacrymal d'un fœtus de vache.

a. Corps du maxillaire supérieur ; *b*, orifice antérieur du conduit sous-orbitaire ; *c*, os intermaxillaire désarticulé ; *d*, sa branche horizontale ; *e*, sa branche montante qui est reçue en *f*, entre les deux lames du maxillaire supérieur.

g. Os lacrymal désarticulé. *h*, portion qui forme la base de l'orbite. Elle est encore aplatie sur le fœtus ; après la naissance elle se dilate, prend la forme d'une grosse ampoule ou cornet qui coiffe le sinus maxillaire. Cette partie du lacrymal est cachée en dehors par l'os de la pommette qui s'articule en *i* avec le maxillaire supérieur. *k*, portion du lacrymal qui s'avance sur la face et y reste à nu entre le frontal et le nasal d'une part, le maxillaire supérieur et la pommette d'autre part.

Fig. 3. — Bord postérieur ou tubérosité du maxillaire, surmonté par le cornet du sinus maxillaire (mouton adulte).

a. Dernière dent ; *b*, tubérosité maxillaire : en dedans son articulation avec la portion verticale du palatin dont une partie est restée avec la tubérosité.

c. Cornet du sinus maxillaire qui se continue en avant avec la portion orbito-faciale *d* du lacrymal.

e. Orifice supérieur du canal lacrymal.

L'os jugal *f*, resté en place, recouvre le cornet en dehors. *g*, extrémité postérieure du jugal, qui s'articule avec l'apophyse zygomatique du temporal ; *h*, apophyse orbitaire du jugal.

Fig. 4. — Os lacrymal entier, isolé (mouton adulte).

a. Le cornet du sinus maxillaire ; à son sommet deux petits mamelons ; sa base, un peu déchirée par la désarticulation, s'adapte à l'ouverture supérieure du sinus maxillaire. En dehors sa base est en rapport avec l'os jugal qui ferme de ce côté une partie du sinus.

b. Portion orbito-faciale ; *c*, échancrure qui fait partie du bord libre de la base de l'orbite.

d. Orifice supérieur du canal lacrymal.

e. Profonde échancrure qui établit la ligne de démarcation entre la portion orbitaire ou cornet et la portion orbito-faciale.

Fig. 5. — Face interne du maxillaire supérieur et du palatin sur un jeune homme.

a. Maxillaire supérieur ; *b*, face interne de l'apophyse montante ; *c*, petite suture qui forme la limite antérieure du cornet du sinus maxillaire.

d. Ouverture du sinus maxillaire, lorsque le maxillaire est seulement articulé avec le palatin.

e. Intermaxillaire ; son corps ou portion alvéolaire. *g*, branche montante dont la ligne de démarcation est formée par une petite fissure verticale. Cette fissure se continue avec le canal palatin antérieur *h*, et s'étend sur la voûte du palais de manière à comprendre les alvéoles des deux incisives. La branche horizontale *i* se trouve complètement isolée. Sur l'homme, elle est presque verticale ; son sommet s'incline en arrière pour joindre le vomer.

k. Le palatin ; *l*, son apophyse nasale ; *m*, son apophyse orbitaire : entre ces deux apophyses, une échancrure qui forme la plus grande partie du trou sphéno-palatin.

n. Face interne de la tubérosité, qui termine le bord postérieur de la portion verticale ; *o*, bord articulaire de la portion horizontale. Au-dessous de l'ouverture du sinus maxillaire, ligne articulaire entre les portions verticales du maxillaire et du palatin.

Fig. 6. — Maxillaire supérieur et palatin articulés, vus d'en haut.

a. Face sous-orbitaire ou base de l'orbite.

b. Ouverture postérieure du conduit sous-orbitaire.

c. Apophyse malaire ; en dedans de cette apophyse, une fissure qui indique la limite de la face orbitaire. A l'extrémité postérieure du bord interne de la face sous-orbitaire, on voit en *d* son articulation avec l'apophyse orbitaire du palatin. *e*, échancrure qui sépare les deux apophyses palatines et concourt à former le trou sphéno-palatin. A l'extrémité antérieure du bord interne de la face sous-orbitaire, on voit une petite fissure *g*, qui forme de ce côté la limite de la face orbitaire du maxillaire supérieur.

Fig. 3.

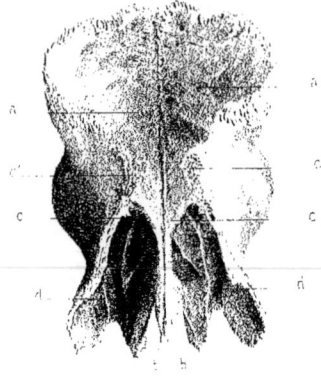

Fig. 1.

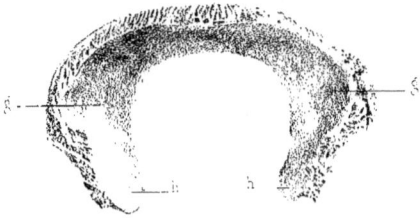

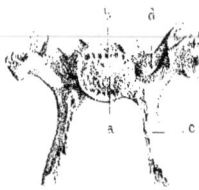

Fig. 4.

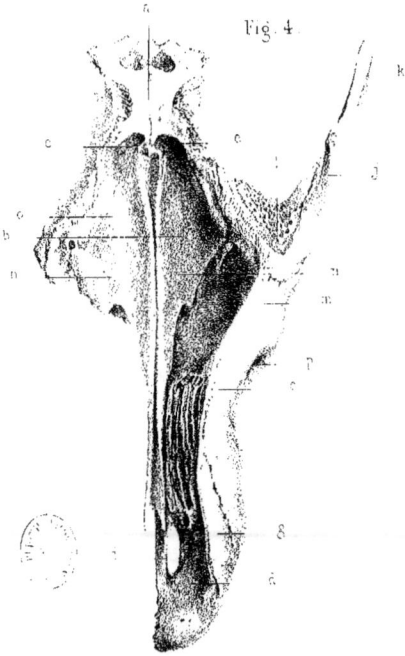

Fig. 2.

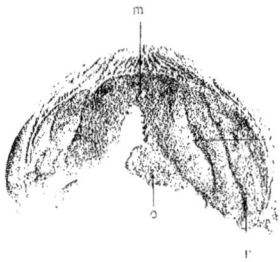

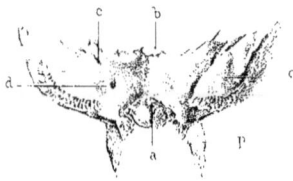

P. Lackerbauer ad nat. del.¹ et lith.   Imp. Becquet à Paris.

Publié par Adrien Delahaye à Paris.

PLANCHE IX.

(PAGE 78.)

Fig. 1. — Vertèbre sphénoïdale postérieure du mouton. Le sphénoïde postérieur et le pariétal qui composent cette vertèbre sont désarticulés (p. 106).

a. Face antérieure du corps du sphénoïde;

b. Selle turcique; *c*, aile gauche du sphénoïde ou moitié gauche de l'arc vertébral. *c* indique le bord de l'arc qui s'articule avec le pariétal.

d. Trou de conjugaison accessoire percé dans le pédicule de l'arc; derrière ce trou, échancrure de conjugaison.

e. Apophyse ptérygoïde ou apophyse transverse; elle naît de la partie antérieure et inférieure du pédicule de l'arc.

gg. Voûte du pariétal et son bord antérieur qui s'articule avec les frontaux.

hh. Les deux extrémités de la voûte ou bords inférieurs du pariétal; ils s'articulent avec l'aile correspondante du sphénoïde.

Fig. 2. — Vertèbre sphénoïdale postérieure du chien (p. 107).

a. Face antérieure du corps du sphénoïde postérieur.

b. Lame quadrilatère étroite qui forme la limite postérieure de la selle turcique ou fosse pituitaire Cette fosse s'étend en avant jusqu'à l'articulation du corps du sphénoïde postérieur avec le corps du sphénoïde antérieur.

c. Aile gauche ou moitié gauche de l'arc vertébral. La face interne, concave, de l'arc se voit mieux à droite qu'à gauche; elle est limitée en dedans par deux trous percés dans le pédicule de l'arc : l'antérieur *d* est le trou rond ou maxillaire supérieur; le postérieur *e*, le trou ovale ou maxillaire inférieur, comme dans l'homme. Les ailes s'articulent par leur sommet avec le pariétal correspondant; en avant avec le frontal, et en arrière avec le temporal.

p. Apophyse ptérygoïde ou transverse.

m. Les deux pariétaux réunis; leur bord antérieur, taillé en biseau sur la face interne. s'articule avec le frontal correspondant.

n. Fosse pariétale gauche. *o.* lamelle triangulaire qui naît de la lèvre intérieure du bord postérieur du pariétal et concourt à la formation de la tente

THOMAS.

osseuse du cervelet; celle du pariétal droit n'a pas été représentée.

r. Partie antérieure du bord inférieur qui s'articule avec l'aile du sphénoïde postérieur.

Fig. 3. — Les deux frontaux du chien réunis, vus par leurs faces intracrâniennes, nasale et orbitaire (p. 86).

aa. Surfaces intracrâniennes des deux frontaux; on voit sur la ligne médiane la suture qui réunit les deux os. En avant, cette articulation est formée par l'adossement des deux épines nasales, *bb.* De chaque côté de la cloison formée par la réunion des épines nasales, existe une excavation profonde, anfractueuse, qui conduit aux sinus frontaux. Ces deux excavations reçoivent et recouvrent en grande partie l'ethmoïde. A l'endroit où les épines nasales s'isolent de la surface intracrânienne, on voit partir de leur côté externe une lame étroite *cc*, qui se termine au bord saillant *c'c'*. C'est la lame interne de l'échancrure nasale; elle s'articule avec la lame criblée de l'ethmoïde; celle-ci sépare donc la partie intracrânienne du frontal de sa partie nasale.

dd. Lame externe de l'échancrure ethmoïdale. Cette lame se prolonge très-loin en avant de l'interne, au point qu'elle forme presque toute la paroi interne de l'orbite; elle recouvre l'ethmoïde, qui ne paraît pas dans la cavité orbitaire.

Fig. 4. — Cette pièce comprend : 1° le sphénoïde antérieur *a*; 2° le vomer *b*; 3° le maxillaire supérieur *c*; 4° l'os jugal *j* (chien).

a. Sphénoïde antérieur; à son extrémité postérieure, les trous optiques percés dans le pédicule de l'arc vertébral. Cet arc, très-court, s'articule avec le bord *c'c'* (fig. 3) des frontaux qui complètent l'anneau vertébral. A l'extrémité antérieure du sphénoïde, on voit, sur la ligne médiane, le point où le corps de cet os s'articule avec le corps de l'ethmoïde, et de chaque côté la base largement ouverte du cornet sphénoïdal.

Vomer *b* : sur la ligne médiane, la rainure qui reçoit en arrière la lame perpendiculaire de l'ethmoïde et en avant le cartilage de la cloison. En arrière, de chaque côté de la rainure, l'aile du

3

vomer. *o*, bord externe de l'aile droite qui s'articule avec le palatin et se soude avec l'ethmoïde.
nn, les ailes du vomer séparent l'un de l'autre les
deux étages des fosses nasales. *c*, maxillaire supérieur ; *p*, orifice antérieur du canal sous-orbitaire ;
l, base de l'orbite ; *m*, face supérieure de la portion horizontale du sus-maxillaire ; cette face forme
le fond d'un espace vide qui semble remplacer
dans le chien le sinus maxillaire.

j. os jugal ; *k*, son extrémité postérieure.
d. Os intermaxillaire ; *g*, branche montante ; *i*, branche horizontale qui s'articule avec la lame correspondante de la rainure du vomer, et laisse entre
elle et la branche horizontale du côté opposé une
rainure qui continue celle du vomer. En dehors
de la branche horizontale, le trou palatin antérieur ; derrière ce trou, le cornet maxillaire.

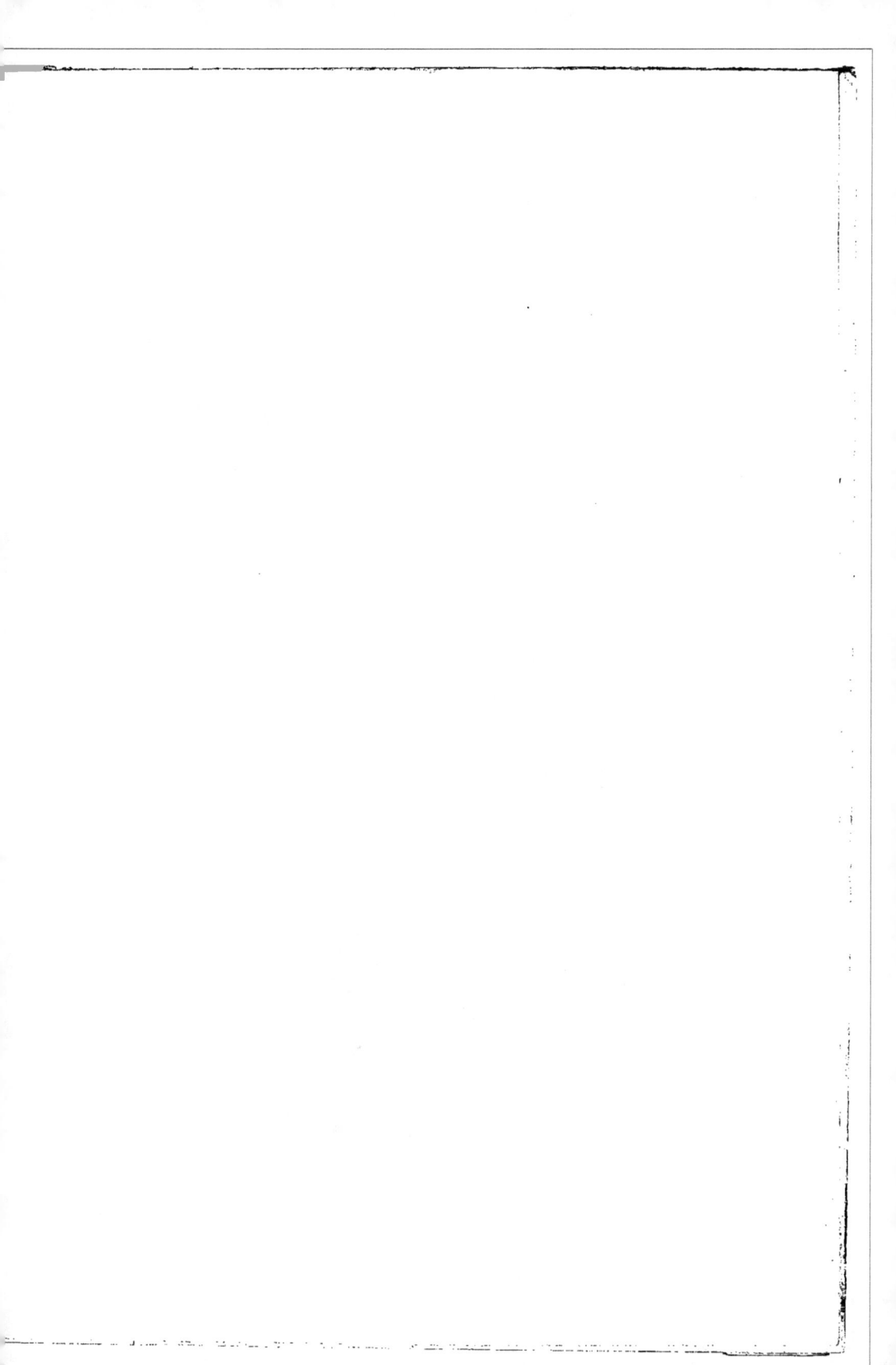

Pl. X.

Fig. 1.

Fig. 3.

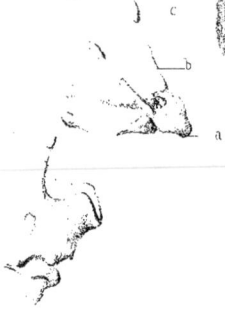

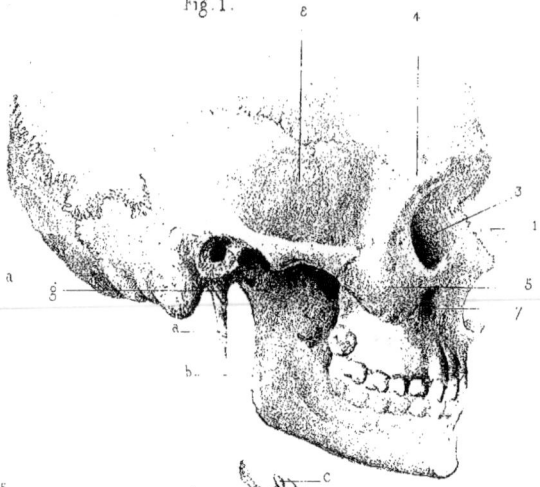

Fig. 4.

Fig. 2.

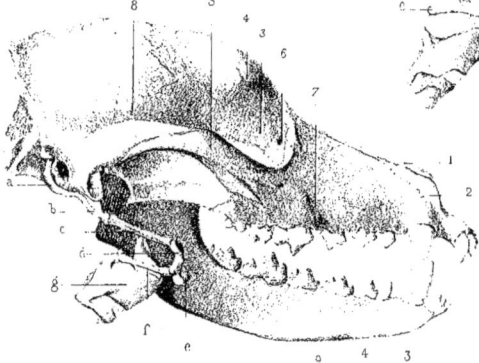

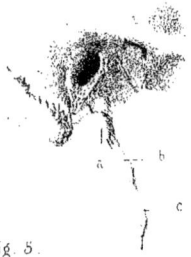

Fig. 5.

Fig. 6.

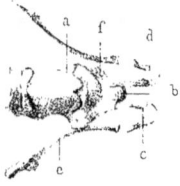

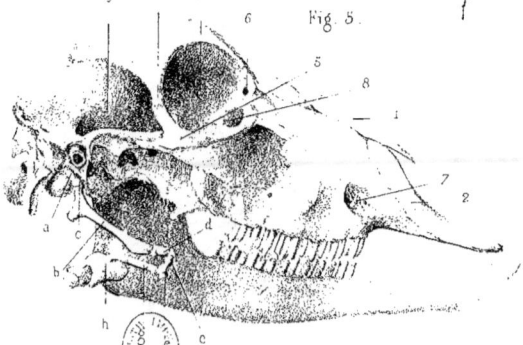

P. Lackerbauer ad nat del.et lith.

Imp. Berquet à Paris.

Publié par Adrien Delahaye à Paris

PLANCHE X.

(PAGE 216.)

APPAREIL HYOIDIEN.

Sur ces trois têtes, la moitié droite du maxillaire inférieur a été enlevée afin de découvrir l'appareil hyoïdien.

FIG. 1. — Tête d'homme de trente ans et appareil hyoïdien.

a. Pièce supérieure de la chaîne hyoïdienne, ou stylhyal. A son extrémité supérieure, on voit, immédiatement au-dessous de l'apophyse vaginale ou engaînante g, la nodosité qui résulte de sa soudure avec le prolongement hyoïdien. A son extrémité inférieure son articulation avec la seconde pièce ou cératohyal b. De l'extrémité inférieure du cératohyal, part le ligament stylo-hyoïdien. c, troisième pièce ou petite corne, apohyal.

d. Corps de l'hyoïde ou basihyal.

c. Grande corne ou corne thyroïdienne, glossohyal.

f. Larynx.

FIG. 2. — Portion d'un temporal d'homme et apophyse styloïde.

a. Prolongement hyoïdien ; à son extrémité supérieure, l'apophyse vaginale ou engaînante ; à son extrémité inférieure, sa soudure avec la première pièce de la chaîne hyoïdienne.

b. Première pièce de la chaîne ou stylhyal ; à son extrémité inférieure, la nodosité qui résulte de sa soudure avec la seconde pièce c.

FIG. 3. — Larynx et une partie de l'appareil hyoïdien sur une femme de cinquante-six ans. a, corps de l'hyoïde. b, petite corne, apohyal, allongée comme sur les animaux et non hordéiforme. c, seconde pièce de la chaîne. Elle est très-courte et prend la forme que présente le plus souvent la troisième pièce. Sur ce sujet, la première pièce de la chaîne était très-peu développée et pas encore soudée au prolongement hyoïdien.

FIG. 4. — Tête de chien et appareil hyoïdien.

a. Longue tige cartilagineuse qui sort du trou stylomastoïdien et appuie sur le tympanal.

b. Stylhyal, pièce supérieure et postérieure de la chaîne hyoïdienne.

c. Cératohyal, seconde pièce.

d. Apohyal, troisième pièce.

c. Corps de l'hyoïde ou basihyal.

f. Grande corne ou corne thyroïdienne, glossohyal.

g. Larynx.

FIG. 5. — Tête de mouton et appareil hyoïdien.

a. Prolongement hyoïdien.

b. Première pièce de la chaîne hyoïdienne, stylhyal.

c. Cartilage intermédiaire.

d. Seconde pièce, cératohyal.

e. Troisième pièce, apohyal.

f. Corps de l'hyoïde.

g. Glossohyal.

h. Larynx.

FIG. 6. — Larynx et appareil hyoïdien du mouton, vus de face.

a. Cartilage thyroïde ; au-dessous, le cricoïde ; au-dessus, l'épiglotte.

b. Corps de l'hyoïde.

c. Petite corne ou apohyal.

d. Seconde pièce ou cératohyal.

e. Stylhyal.

f. Glossohyal.

Entre ces pièces, les cartilages qui les unissent.

FIG. 1. — 1, os du nez ; 3, cavité orbitaire ; 4, apophyse orbitaire externe du frontal ; 5, os jugal et son articulation avec l'apophyse orbitaire externe du frontal pour former la partie externe du contour de l'orbite ; 7, trou sous-orbitaire ; 8, fosse temporale. (P. 137.)

FIG. 4. — 1, os du nez ; 2, os incisif ou intermaxillaire ; 3, cavité de l'orbite ; 4, apophyse orbitaire externe ou postorbitaire du frontal ; 5, os jugal qui manque d'apophyse pour s'articuler avec la postorbitaire du frontal ; 6, orifice supérieur du canal lacrymal ; 7, trou sous-orbitaire ; 8, fosse temporale. (P. 143.)

FIG. 5. — 1, os du nez ; 2, os incisif ; 3, cavité de l'orbite ; 4, apophyse postorbitaire du frontal ; 5, os jugal et son articulation avec l'apophyse postorbitaire du frontal pour former la partie postérieure du contour de l'orbite ; 6, orifice supérieur du canal lacrymal ; 7, trou sous-orbitaire ; 8, fosse située entre la portion orbitaire et la portion orbito-faciale du lacrymal 9, fosse temporale. (P. 148.)

Fig. 1.

Fig. 2.

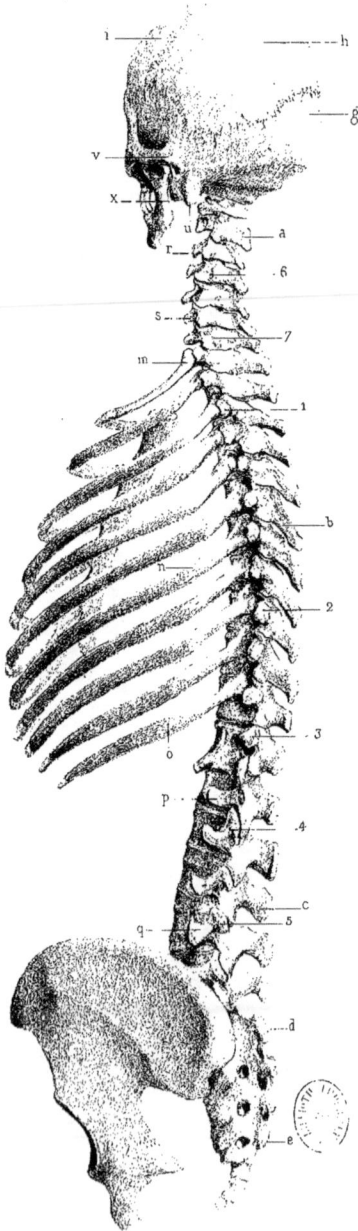

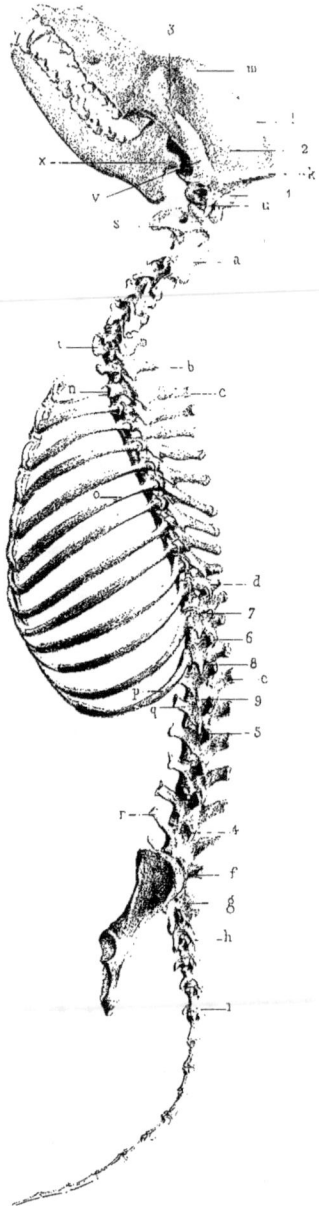

P. Lackerbauer ad nat del.' et lith

Imp. Becquet à Paris.

Publié par Adrien Delahaye à Paris.

PLANCHE XI.

(PAGE 252.)

Cette planche a pour objet la démonstration de la face dorsale du tronc sur l'homme
et sur le chien.

Fig. 1. — Homme. La face postérieure du tronc s'étend, de haut en bas, de l'articulation fronto-nasale au coccyx. La moitié gauche est limitée, sur la ligne médiane, par les apophyses épineuses du rachis, a, b, c; par la crête sacrée, d, e; par le sommet du crâne, comprenant l'écaille de l'occipital g, l'articulation des pariétaux h, et le frontal i. Les limites externes sont formées : à la région thoracique, par l'angle des côtes, et mieux par les insertions costales des faisceaux les plus externes du muscle sacro-lombaire m, n, o; à la région lombaire, par les apophyses costiformes p, q. Ce sujet n'a que onze côtes; la douzième, à l'état rudimentaire, est soudée à l'arc de la douzième vertèbre thoracique, et présente la forme et la direction des apophyses costiformes lombaires; à la région cervicale, par les apophyses costo-transverses r, s; à la région crânienne, par l'apophyse mastoïde u, par l'apophyse zygomatique v, par la branche de la mâchoire x. Chaque moitié de la face postérieure du tronc est divisée, suivant sa longueur, en deux parties, par une rangée d'éminences qui sont : à la région thoracique, les apophyses transverses 1, 2, 3; à la région lombaire, les éminences qui naissent des apophyses articulaires supérieures 4, 5; à la région cervicale, les empreintes rugueuses des apophyses articulaires 6, 7.

Fig. 2. — Chien. Moitié gauche de la face dorsale du tronc.

Limites sur la ligne médiane. Crête épinière : apophyses épineuses de la deuxième vertèbre cervicale a, de la septième b, de la première thoracique c, de la dixième d, de la première et de la septième lombaire e, f, du sacrum g, des premières vertèbres coccygiennes h, i. Crête épinière du crâne : épine de l'occipital k, crête pariétale l, continuée par le frontal m.

Limites latérales. Région thoracique : première côte n, sixième côte o, treizième côte p.
Région lombaire : apophyses costiformes q, r.
Région cervicale : apophyses costo-transverses s, t.
Région crânienne : apophyse transverse de l'occipital u, apophyse transverse du temporal v, branche de la mâchoire x.

Division de la moitié de la face dorsale du tronc suivant sa longueur. A la région thoracique, cette division est marquée par les apophyses transverses; à la région lombaire, par les apophyses qui naissent des apophyses articulaires antérieures 4, 5 : ces apophyses, qui sont les transverses de la région lombaire, existent aussi sur les trois dernières vertèbres thoraciques du chien 6, 7. On trouve aussi, à l'union des régions thoracique et lombaire, les apophyses pointues, dirigées d'avant en arrière, dont nous avons déjà parlé; 8, celle de la treizième vertèbre thoracique; 9, celle de la première lombaire. A la région cervicale, la division est marquée, comme chez l'homme, par les apophyses articulaires; et, comme chez l'homme, la fosse latérale du crâne ne présente point de division suivant sa longueur.

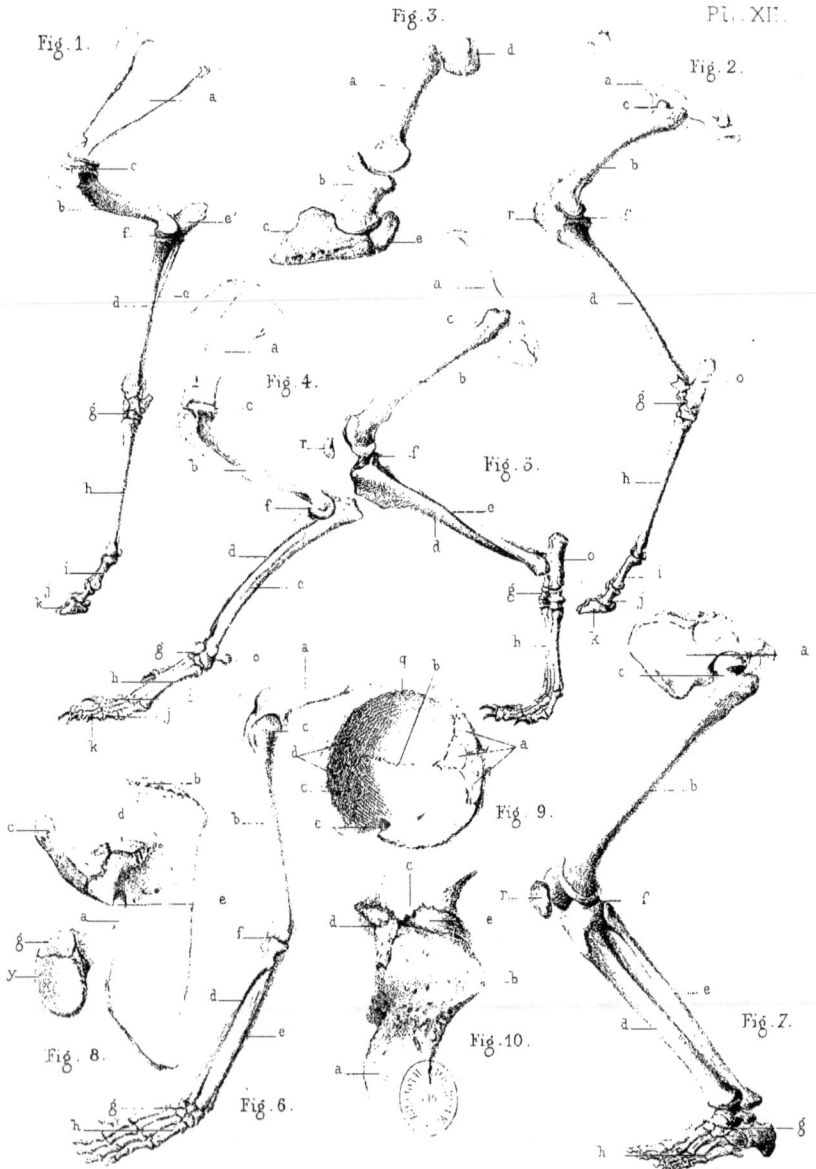

Fig.1. Fig.3. Pl. XII. Fig.2. Fig.4. Fig.5. Fig.9. Fig.8. Fig.10. Fig.6. Fig.7.

P. Lackerbauer ad nat. del.t et lith.

Imp. Becquet à Paris.

Publié par Adrien Delahaye à Paris.

PLANCHE XII.

(PAGE 280.)

DES MEMBRES.

FIG. 1. — Membre thoracique gauche du mouton.

a. Omoplate ; *b*, humérus ; *c*, angle scapulo-huméral ouvert en arrière.

d. Radius ; *e*, cubitus ; *e'* olécrâne ; *f*, angle ouvert en avant, formé par l'humérus et les os de l'avant-bras.

g. Le carpe ; *h*, le métacarpe, d'une seule pièce ; *i*, les deux phalanges métacarpiennes ; *j*, les deux phalangines ; *k*, les deux phalangettes. L'avant-bras et le métacarpe sont en ligne droite dans la station ; mais, pendant la marche, ils s'inclinent l'un sur l'autre, de manière à former un angle ouvert en arrière, dont le sommet est en *g*. Les articulations situées au-dessous ont leurs mouvements de flexion en arrière et d'extension en avant.

FIG. 2. — Membre abdominal gauche du mouton.

a. Le coxal, incliné en sens opposé de l'omoplate ; *b*, le fémur ; *c*, angle coxo-fémoral, ouvert en avant.

d. Le tibia ; *f*, angle fémoro-tibial, ouvert en arrière ; *r*, rotule.

g. Tarse ; *h*, métatarse ; angle tibio-métatarsien ouvert en avant ; *o*, calcanéum au sommet.

i. Les deux phalanges métatarsiennes ; *j*, les deux phalangines ; *k*, les deux phalangettes. Les trois articulations que forment ces dernières ont leurs mouvements de flexion en arrière et leurs mouvements d'extension en avant.

FIG. 3. — Doigt externe du pied antérieur gauche.

a. Première phalange ; *b*, deuxième phalange ; *c*, troisième phalange ; *d*, sésamoïde de l'articulation métacarpo-phalangienne ; *e*, sésamoïde de l'articulation de la phalangine avec la phalangette.

FIG. 4. — Membre thoracique gauche du chien.

a. Omoplate ; *b*, humérus ; *c*, angle scapulo-huméral, ouvert en arrière.

d, radius ; *e*, cubitus ; *f*, angle huméro-antibrachial, ouvert en avant.

g. Le carpe ; en arrière et en dehors le petit calcanéum ; *b'* ; *h*, métacarpe ; *i*, phalanges métacarpiennes ; *j*, phalangines ; *k*, phalangettes. L'avant-bras et le métacarpe forment une ligne droite dans la station sur les quatre membres ; dans la marche,

le métacarpe se fléchit en arrière et forme un angle ouvert dans ce sens. Dans la station, les phalanges posent sur le sol, et forment avec le métacarpe un angle ouvert en avant.

FIG. 5. — Membre abdominal gauche du chien.

a. Coxal incliné en sens inverse de l'omoplate ; *b*, fémur ; *c*, angle coxo-fémoral ouvert en avant.

d. Tibia ; *e*, péroné ; *f*, angle fémoro-jambier ouvert en arrière ; *r*, rotule au sommet de cet angle. Le péroné est derrière le tibia, à l'extrémité supérieure de la jambe, et en dehors du tibia, à l'extrémité inférieure ; de même le cubitus est derrière le radius à l'extrémité supérieure de l'avant-bras, et en dehors du radius à l'extrémité inférieure.

g. Tarse ; *o*, calcanéum ; *h*, métatarse ; au-dessous, les trois rangées de phalanges qui posent sur le sol et forment avec le métatarse un angle ouvert en avant, dans le même sens que l'angle formé par les os de la jambe et le pied postérieur.

FIG. 6. — Membre thoracique gauche de l'homme, dans la position du quadrupède.

a. Omoplate ; *b*, humérus ; *c*, angle scapulo-huméral ouvert en arrière.

d. Radius ; *e*, cubitus ; *f*, angle huméro-antibrachial ouvert en avant.

g. Carpe ; *h*, métacarpe et les trois rangées de phalanges. La main et l'avant-bras forment un angle ouvert en avant, dans le sens de l'angle huméro-antibrachial.

FIG. 7. — Membre abdominal gauche de l'homme.

a. Coxal ; *b*, fémur ; *c*, angle coxo-fémoral ouvert en avant.

d. Tibia ; *e*, péroné ; *f*, angle fémoro-jambier, ouvert en arrière ; *r*, rotule au sommet de cet angle.

g. Tarse ; *h*, métatarse et les phalanges. Le pied forme avec la jambe un angle ouvert en avant.

FIG. 8. — *a*, Omoplate droite. Vue de la fosse sus-épineuse, de l'acromion, du coracoïde et du bord supérieur externe de la cavité glénoïde.

c. Le coracoïde avant sa soudure ; on voit la ligne articulaire qui le sépare du scapulum.

d. Bord externe de l'épiphyse glénoïdale ; ce bord bien plus épais que l'interne *e*. Trou sus-épineux, presque complétement fermé; *g*, face articulaire de l'épiphyse glénoïdale, qui forme le quart environ de la cavité glénoïde; *y*, cavité glénoïde.

b. Epiphyse de l'acromion au début de son ossification; *b* est une petite bande osseuse épiphysaire, séparée de l'os par une lame cartilagineuse.

Fig. 10. — Portion du coxal gauche.

a. Tubérosité de l'ischion; *b*, épine sciatique; *c*, partie inférieure de l'ilium; *d*, bord libre de la cavité cotyloïde à l'union de l'ischion et de l'ilium : on y voit deux noyaux épiphysaires qui complètent ce bord. Plus en arrière, une forte pièce épiphysaire *e*, entre l'ilium et l'ischion, qui s'étend jusqu'à la surface interne de la cavité cotyloïde.

Fig. 9. — Cavité cotyloïde du coxal gauche.

q. Bord supérieur ou iliaque; *a*, bord postérieur. deux pièces épiphysaires de ce bord et la pi située dans la cavité cotyloïde, entre l'ilium l'ischion, se voient à l'extérieur sur la figure p cédente.

b. Ligne articulaire entre l'ischion et l'ilium, dan fond de la cavité cotyloïde, sans épiphyse; *c*, li articulaire entre l'ischion et le pubis, avec bande épiphysaire mince qui sépare ces deux os

d. Deux épiphyses, ou plutôt deux noyaux épiphysa entre le pubis et l'ilium; ils forment le bord c loïdien à l'union de ces deux os. *e*, échancr large et profonde, à la partie inférieure de la ca cotyloïde, formée entièrement par l'ischion.

BAUCHET, chirurgien des hôpitaux de Paris. **Anatomie pathologique des kystes de l'ovaire, et de ses conséquences
pour le diagnostic et le traitement de ces affections.**
Paris, 1859. In-4 de 162 pages. . . . . 3 fr. 50
BAUCHET. **Du panaris et des inflammations de la main.**
Paris, 1859. 1 vol. in-8. 2ᵉ édit., revue et augmentée. 3 fr. 50
BAZIN, médecin de l'hôpital Saint-Louis, etc. **Leçons sur la
scrofule** considérée en elle-même et dans ses rapports avec la
syphilis, la dartre et l'arthritis. 1 vol. in-8, 2ᵉ édition, revue et
considérablement augmentée. Paris, 1861. . . . . . 7 fr. 50
BAZIN. **Leçons théoriques et cliniques sur les affections
cutanées parasitaires,** professées à l'hôpital Saint-Louis,
rédigées et publiées par A. Pouquet, interne des hôpitaux,
revues et approuvées par le professeur. 2ᵉ édition, revue et
augmentée. 1 vol. in-8 orné de 5 pl. sur acier. 1862. . 5 fr.
BAZIN. **Leçons théoriques et cliniques sur les affections
cutanées artificielles et sur la lèpre, les diathèses, le
purpura, les difformités de la peau,** etc., professées à
l'hôpital Saint-Louis par le docteur Bazin, recueillies et publiées
par le docteur Guérard, ancien interne de l'hôpital Saint-Louis, revues et approuvées par le professeur. Paris, 1862. 1 vol. in-8. 6 fr.
BAZIN. **Leçons sur les affections génériques de la peau,**
professées à l'hôpital Saint-Louis par le docteur Bazin, recueillies
et publiées par le docteur Baudot (Émile), ancien interne, lauréat des hôpitaux, etc., revues et approuvées par le professeur.
Paris, 1862. 1 vol. in-8. . . . . 5 fr.
CHEVALIER (Arthur). **L'étudiant micrographe.** Traité pratique du microscope, de la dissection, préparation et conserva-
tion des objets. 1 vol. in-12 de 359 pages et 100 fig. intercalées
dans le texte. Ouvrage accompagné d'un atlas de 300 infusoires
et objets. Paris, 1864 . . . . 5 fr.
CULLERIER, chirurgien de l'hôpital du Midi, etc. **Des affections
blennorrhagiques : Leçons cliniques** professées à l'hôpital
du Midi, recueillies et publiées par le docteur Royer, ancien
interne de l'hôpital du Midi, suivies d'un Mémorial thérapeutique,
revues et approuvées par le professeur. Paris, 1861. 1 vol. de
218 pages. . . . . 4 fr.
DOLBEAU, professeur agrégé de la Faculté de médecine de Paris,
chirurgien des hôpitaux, etc. **Traité pratique de la pierre
dans la vessie.** 1 vol. in-8 de 424 p., avec 14 figures dans le
texte. Paris, 1864 . . . .
FOLLIN, professeur agrégé, chargé du cours de clinique des maladies des yeux à la Faculté de médecine de Paris, chirurgien
de l'hôpital du Midi, etc. **Leçons sur les principales mé-
thodes d'exploration de l'œil malade,** et en particulier sur
l'application de l'ophthalmoscope au diagnostic des maladies des
yeux, rédigées et publiées par Louis Thomas, interne des hôpitaux,
revues et approuvées par le professeur. Paris, 1863. 1 vol. in-8
de 300 pages, avec 70 figures dans le texte, et 2 pl. en chromo-
lithographie, dessinées par Lackerbauer. . . . . 7 fr.
FORT, docteur en médecine, ancien interne des hôpitaux de
Paris, etc. **Traité élémentaire d'histologie.** Paris, 1863.
1 vol. in-8 de 336 pages. . . . . 5 fr. 50
GOSSELIN, professeur de pathologie chirurgicale, à la Faculté de
médecine de Paris, chirurgien de l'hôpital de la Pitié, etc.
Leçons sur les hernies, professées à la Faculté de médecine
de Paris, recueillies et publiées par le docteur Léon Labbé,
professeur agrégé de la Faculté de médecine de Paris, chirurgien
du bureau central. 1 vol. in-8 de 500 pages avec figures dans
le texte. Paris, 1864. . . . . 7 fr.
GRAVES. **Leçons de clinique médicale,** précédées d'une intro-
duction de M. le professeur Trousseau, ouvrage traduit et annoté
par le docteur Jaccoud, professeur agrégé à la Faculté de médecine de Paris, médecin des hôpitaux. Deuxième édition, revue et
corrigée. Paris, 1863. 2 forts vol. in-8. . . . . 20 fr.
HARDY, médecin de l'hôpital Saint-Louis, professeur agrégé,
chargé du cours de clinique des maladies de la peau à la Faculté
de médecine de Paris, etc. **Leçons sur les maladies de
la peau,** rédigées et publiées par MM. les docteurs Moysant,
Lefeuvre et Garnier, anciens internes des hôpitaux, revues par
le professeur. 2ᵉ édit., revue et corrigée. 3 vol. in-8. 1860 et
1864. . . . . 11 fr. 50
HARDY (Charles), docteur en médecine, ancien interne de
l'hôpital du Midi. **Mémoire sur les abcès blennorrhagiques.** Paris, 1864, in-8 de 52 pages et 3 planches. . . 2 fr.

JACCOUD, professeur agrégé à la Faculté de médecine, médecin
du bureau central, etc. **Les paraplégies et l'ataxie du
mouvement,** etc. 1 fort vol. in-8. Paris, 1864. . . . . 9 fr.
JACCOUD. **De l'organisation des Facultés de médecine en
Allemagne.** Rapport présenté à Son Excellence le ministre de
l'instruction publique, le 6 octobre 1863. 1 vol. in-8 de 175 pages.
Paris, 1864. . . . . 3 fr. 50
LABORDE, ancien interne lauréat des hôpitaux de Paris. **De la
paralysie** (dite essentielle) **de l'Enfance,** des déformations
qui en sont la suite et des moyens d'y remédier. 1 vol. in-8 de
276 pages, accompagné de 2 planches dont une coloriée. Paris,
1864. . . . . 5 fr.
MALGAIGNE. **Leçons d'orthopédie,** professées à la Faculté de
médecine de Paris, recueillies par MM. Guyon et Pâris, pro-
secteurs de la Faculté de médecine de Paris, revues et approuvées
par le professeur. 1 vol. in-8 accompagné de 5 pl. dessinées
par M. Léveillé. Paris, 1862. . . . . 6 fr. 50
MAREY, docteur en médecine, lauréat de l'institut et de la Faculté
de médecine de Paris, etc. **Physiologie médicale de la
circulation du sang** : étude graphique des mouvements du
cœur et du pouls artériel ; application aux maladies de l'appareil
circulatoire. 1 vol. in-8, avec 235 figures intercalées dans le
texte. Paris, 1863. 10 fr.
    Ouvrage couronné par l'Académie des sciences.
MARTIN (Ferdinand), chirurgien-orthopédiste des maisons d'édu-
cation de la Légion d'honneur, etc., et Collineau, docteur en
médecine de la Faculté de Paris, etc. **Traité de la Coxalgie,
de sa nature et de son traitement.** 1 vol. in-8 de 800 p.,
accompagné de 30 figures dans le texte. Paris, 1863. . . 7 fr.
    Ouvrage couronné par l'Académie des sciences.
MORDRET, lauréat de l'Académie de médecine de Paris, etc.
**Traité pratique des affections nerveuses et chloro-
anémiques** considérées dans les rapports qu'elles ont entre
elles. Paris, 1864. 1 vol. in-8 de 496 pages. . . . . . . 6 fr.
    Ouvrage qui a obtenu un prix de l'Académie impériale de médecine.
MOURA, docteur en médecine de la Faculté de Paris, etc. **Traité
pratique de laryngoscopie et de rhinoscopie,** suivi
d'observations. Paris, 1864. 1 vol. in-8 de 200 pages avec
21 fig. dans le texte. . . . . 4 fr.
NÉLATON (Eugène), prosecteur de la Faculté de médecine de
Paris. **Mémoire sur une nouvelle espèce de tumeurs
bénignes des os, ou tumeurs à myéloplaxes.** 1 vol. in-8
de 376 pages et 3 planches coloriées. 1860. . . . . . . 5 fr. 50
NONAT, médecin de la Charité, agrégé libre de la Faculté de médecine de Paris. **Traité des dyspepsies,** ou Étude pratique de
ces affections, basée sur les données de la physiologie expérimen-
tale et de l'observation clinique. 1 vol. in-8 de 250 pages.
Paris, 1862. . . . . 3 fr. 50
NONAT. **Traité théorique et pratique de la chlorose,**
avec une étude spéciale sur la chlorose des enfants.
In-8 de 211 pages. Paris, 1864. . . . . 5 fr.
RICORD, chirurgien de l'hôpital du Midi, membre de l'Académie
de médecine, etc. **Leçons sur le chancre,** professées à l'hôpital du Midi ; recueillies et publiées par le docteur A. Fournier,
ancien interne de l'hôpital du Midi ; suivies de notes et pièces
justificatives et d'un formulaire spécial. Deuxième édition, revue
et augmentée. Paris, 1860. 1 vol. in-8 de 549 pages.
STOKES, professeur royal de médecine à l'Université de Dublin.
Traité des maladies du cœur et de l'aorte,
traduit par le docteur Sénac, médecin consultant à Vichy, ancien
interne des hôpitaux de Paris, etc. 1 vol. in-8 de 736 pages.
Paris, 1864. . . . . 10 fr.
TRÉLAT, médecin de la Salpêtrière, etc. **De la folie lucide, considérée au point de vue de la famille et de la société.**
1 vol. in-8. Paris, 1861. . . . . 6 fr.
VIRCHOW (Rodolphe), professeur d'anatomie pathologique à la
Faculté de Berlin, membre correspondant de l'Institut de France.
La syphilis constitutionnelle. Traduit de l'allemand par le
docteur Paul Picard ; revue, corrigée et considérablement augmentée par le professeur. Paris, 1860. 1 vol. in-8, avec figures
dans le texte. . . . . 4 fr.
WECKER, professeur de clinique ophthalmologique. **Traité théorique et pratique des maladies des yeux.** Tome Iᵉʳ.
Paris, 1864. 1 fort vol. in-8 orné de 6 planches et de 61 figures
dans le texte. . . . .

Paris. — Imprimerie de E. Martinet, rue Mignon, 2.

www.ingramcontent.com/pod-product-compliance
Lightning Source LLC
LaVergne TN
LVHW020455090426
835510LV00046B/1402